脊髄性筋萎縮症診療マニュアル

spinal muscular atrophy (SMA)

SMA診療マニュアル編集委員会 編

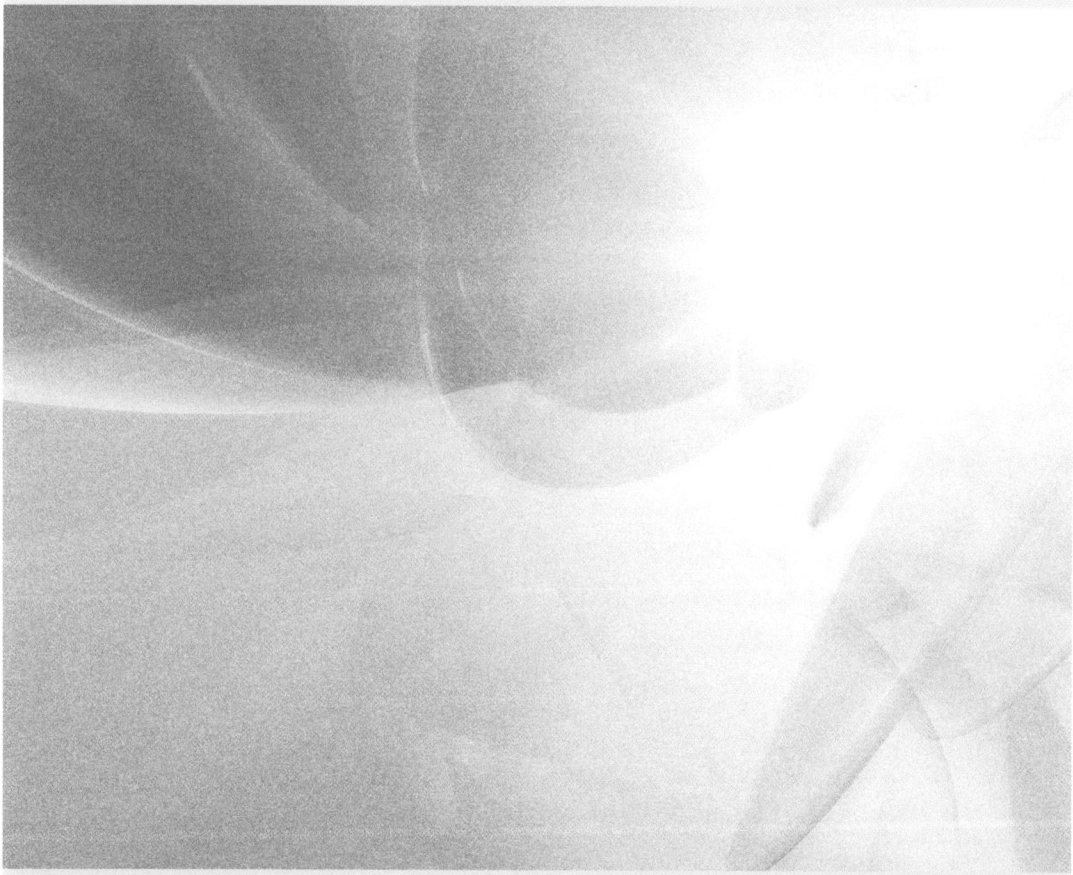

Kinpodo

執筆者一覧

編　集　齋藤加代子

執筆者（五十音順）

安達みちる	東京女子医科大学病院リハビリテーション部 理学療法士 主任
荒川正行	公益財団法人微生物化学研究会微生物化学研究所基盤生物研究部 研究員
荒川玲子	東京女子医科大学附属遺伝子医療センター 助教
猪飼哲夫	東京女子医科大学リハビリテーション科 教授
石川悠加	独立行政法人国立病院機構八雲病院小児科 医長
伊藤万由里	東京女子医科大学小児科 非常勤講師／東京女子医科大学附属遺伝子医療センター非常勤講師
井村貴之	北里大学整形外科学 診療講師
上野正喜	北里大学整形外科学 助教
梅野愛子	東京女子医科大学附属遺伝子医療センター
浦野真理	東京女子医科大学附属遺伝子医療センター 臨床心理士・認定遺伝カウンセラー
小牧宏文	独立行政法人国立精神・神経医療研究センター病院小児神経科 医長
齋藤加代子	東京女子医科大学附属遺伝子医療センター 所長・教授
齊藤利雄	独立行政法人国立病院機構刀根山病院神経内科・小児神経内科 医員
齋藤亘	北里大学整形外科学 助教
相楽有規子	東京女子医科大学附属遺伝子医療センター 臨床検査技師 主任
宍倉啓子	社会福祉法人訪問の家朋診療所 所長／東京女子医科大学小児科 非常勤講師
世川修	東京女子医科大学小児外科 臨床教授
高相晶士	北里大学整形外科学 教授
竹内伸太郎	独立行政法人国立病院機構八雲病院 看護師・呼吸療法認定士
富川由美子	東京女子医科大学病院医療社会福祉室 ソーシャルワーカー
中澤俊之	北里大学整形外科学 講師
中島孝	独立行政法人国立病院機構新潟病院神経内科 副院長
中野今治	東京都立神経病院 院長
西尾久英	神戸大学大学院医学研究科地域社会医学・健康科学講座疫学分野 教授
野本明男	公益財団法人微生物化学研究会微生物化学研究所 所長
長谷川三希子	東京女子医科大学病院リハビリテーション部 理学療法士 主任
林雅晴	公益財団法人東京都医学総合研究所 こどもの脳プロジェクトリーダー
益子貴史	自治医科大学内科学講座神経内科学部門 臨床助教
松尾真理	東京女子医科大学附属遺伝子医療センター 講師
三浦利彦	独立行政法人国立病院機構八雲病院 理学療法室長・呼吸療法認定士
森田光哉	自治医科大学内科学講座神経内科学部門 講師

発刊に際して

SMA を知ろう！

脊髄性筋萎縮症（SMA）の特徴のひとつは，生後すぐの新生児から高齢者まで，幅広い年齢の患者さんがいることです．共通して，運動機能の障害と筋緊張低下を示しますが，その程度はさまざまです．Ⅰ型からⅣ型に分類されていて，Ⅰ型は never sit（坐らない），Ⅱ型は never stand（立たない），Ⅲ型は stand and walk alone（立ったり歩いたりできる），Ⅳ型は adult onset（成人発症）です．初めて診断される医療機関が新生児室，小児科，神経内科と各科にまたがっており，診断後に外科，整形外科，リハビリテーション科，口腔外科（歯科）なども受診することがあります．2009 年から原因遺伝子のひとつである *SMN* 遺伝子検査が保険収載され，筋生検によらずに確定診断がなされるようになってきていることから，遺伝子検査と遺伝カウンセリングを希望して遺伝子医療の専門施設に受診する方も増えてきています．

このような幅広い年齢層の患者さんを診療する医療施設が，高いレベルで診療できること，また根本治療を目指す研究の発展について，本人，家族，医療関係者が情報を共有することを目的として，日本の SMA の診療・研究の第一線にいるプロフェッショナルの皆様と SMA（脊髄性筋萎縮症）家族の会の皆様に，分担執筆をお願いしました．

SMA の歴史を紐解くと，1891 年（日本では明治 24 年に相当します），1894 年にオーストリアのグラーツの神経科医師である Werdnig が症例を報告し，病理解剖において脊髄の運動神経と三叉神経核，顔面神経核の萎縮を見い出し，神経原性であることを提唱したのが SMA の疾患概念の最初です．一方，1893 年に Hoffmann による剖検例も含んだ報告で，乳児期に発症，急速に進行し，脊髄前角細胞，脳神経核の変性と脱落を示す疾患として小児の SMA が位置づけられました．彼らの名前を冠して，SMA のうち最も重症なタイプ（Ⅰ型）を Werdnig-Hoffmann 病と呼んでいます．しかし，彼らの報告した症例は，実は現在の分類から判断するとⅡ型に相当しています．1897 年の Hoffmann の論文ではⅡ型の可愛らしい聡明そうな女性の患者さんの4歳4か月から5歳10か月までの写真が載っています．彼女の，脊柱の側弯が進行し，笑顔のない悲しい表情に胸を打たれます．それから約120年を経過して，今，皆さんは笑顔を見せてくれています．

SMAをもちつつ人生を前向きに，エネルギッシュに生きていく素晴らしい人々に接し，専門職として，何とかしてSMAを治したい，進行を止めたいと熱望します．欧米からも，たびたび明るい治療研究の情報が届いています．皆がSMAを理解して，患者さん・家族の方たちが人生を楽しみ，最善の治療を受けることができるように，執筆者一同，努力を続けて参ります．その願いを込めて，春の訪れとともに，このたび「脊髄性筋萎縮症診療マニュアル」を発刊致します．

本書は厚生労働科学研究費補助金（難治性疾患克服研究事業）「脊髄性筋萎縮症の臨床実態の分析，遺伝子解析，治療法開発の研究」の研究者を中心としたSMAの専門職の皆様，SMA（脊髄性筋萎縮症）家族の会の東良弘人会長と会員の皆様のご尽力により発刊することができました．短い時間に無理を申しあげましたが，快く執筆をしてくださいました分担執筆者の皆様，夜遅くまで企画，構成，デザイン，連絡などなど，細部にわたって貢献して下さいました梅野愛子様，我儘をお聞き下さりながら京都弁ではんなりと対応をしてくださいました金芳堂の三島民子様，鳥羽匠様に心からの感謝を申し上げます．

平成24年3月31日

厚生労働科学研究費補助金（難治性疾患克服研究事業）
「脊髄性筋萎縮症の臨床実態の分析，遺伝子解析，治療法開発の研究」研究代表者
東京女子医科大学附属遺伝子医療センター 所長・教授　齋 藤 加 代 子

目　次

1章 脊髄性筋萎縮症（SMA）とは

SMAとは

脊髄性筋萎縮症（spinal muscular atrophy，以下SMAと略します）は，脊髄の運動神経細胞（脊髄前角細胞）の病変によって起こる筋萎縮症であり，運動ニューロン病のひとつです．体幹，四肢の近位部優位に筋力低下と筋萎縮を示します．発症年齢と重症度によってⅠ型からⅣ型に分類されます．

Ⅰ型：重症型，急性乳児型，ウェルドニッヒ・ホフマン（Werdnig-Hoffmann）病

発症は生後6か月まで．生涯坐位保持不可能です．人工呼吸器を使わずに2歳以上生存できることは稀です．

Ⅱ型：中間型，慢性乳児型，デュボヴィッツ（Dubowitz）病

発症は1歳6か月まで．生涯起立，歩行は不可能です．乳児期早期に亡くなることはありません．

Ⅲ型：軽症型，慢性型，クーゲルベルグ・ウェランダー（Kugelberg-Welander）病

発症は1歳6か月以降．自立歩行獲得しますが，しだいに転びやすい，歩けない，立てないという症状がでてきます．後に上肢を挙げることも困難になります．

Ⅳ型：成人型

孤発性が多く，20歳以降，老年にかけて発症します．緩徐進行性です．上肢遠位に始まる筋萎縮，筋力低下，線維束性収縮（☞3章15頁FOOT NOTE），腱反射減弱を示す場合もあります．症状は徐々に全身に広がり，運動機能が低下します．四肢の近位筋，特に肩甲帯の筋萎縮で初発する場合もあります．

FOOT NOTE

脊髄前角細胞：脊髄の灰白質のうち前方の部分．運動神経細胞です．運動ニューロンの神経細胞体が存在します．一方，後角には触覚，痛覚などの感覚情報が入力します．

発病のメカニズム：下位運動ニューロン病

運動ニューロンは，**図 1** のように，大脳皮質運動野から脊髄に走行する上位運動ニューロンと，脊髄内の前角細胞から走行して，筋肉を支配する下位運動ニューロンがあります．SMA は脊髄前角細胞の変性による筋萎縮と進行性筋力低下を特徴とする下位運動ニューロン病です．

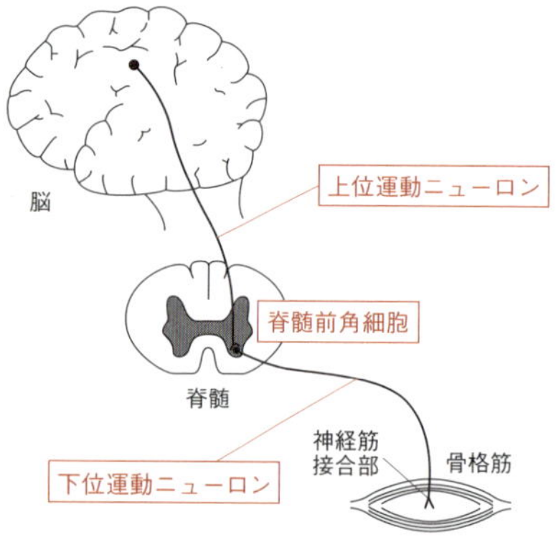

脳
上位運動ニューロン
脊髄前角細胞
脊髄
神経筋
接合部
骨格筋
下位運動ニューロン

図 1　上位運動ニューロンと下位運動ニューロン
運動ニューロンは大脳から脊髄（前角細胞）を介して，骨格筋に走行している．

SMA と遺伝子

小児期発症の SMA の原因遺伝子は *SMN1*（survival motor neuron 1）遺伝子であり，第 5 染色体長腕 5q13 に存在し，同領域に向反性に重複した配列の *SMN2* 遺伝子も存在します（**図 2**）．*SMN1* 遺伝子は両親から受け継いだ欠失により発症する場合が多くみられます．*SMN1* 遺伝子の下流には *NAIP*（neuronal apoptosis inhibitory protein）遺伝子が存在します．*NAIP* 遺伝子の欠失を神経細胞に導入すると細胞死が生じたことから，*NAIP* 遺伝子は神経細胞の細胞死を防ぐ役割が推測されます．*SMN* 遺伝子は，RNA スプライシングに関与しています．核内低分子 RNA－タンパク質複合体を細胞質内で形作り，核内へ運搬する所に関わっているのです．

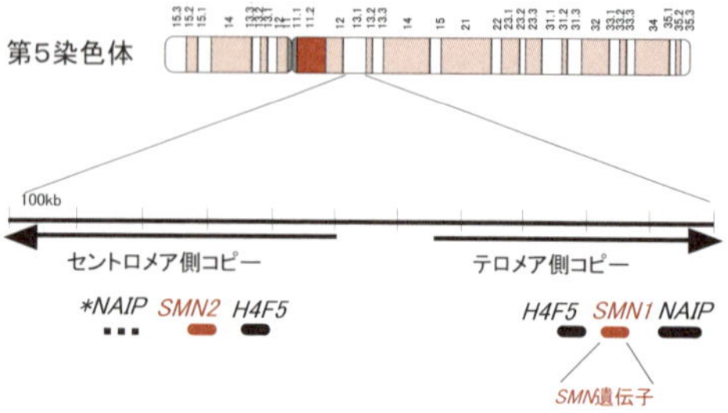

第5染色体
100kb
セントロメア側コピー
テロメア側コピー
*NAIP SMN2 H4F5
H4F5 SMN1 NAIP
SMN遺伝子

図 2　SMA の遺伝子
SMN（survival motor neuron＝運動神経生存）遺伝子が責任遺伝子である．

FOOT NOTE

スプライシング：細胞内では，遺伝子 DNA から前駆体 RNA となり，イントロン部分を取り去り，タンパク質をコードするエクソン部分が結合して mRNA となってタンパク質が合成されます．前駆体 RNA から mRNA になることを RNA スプライシングといいます．

診断の進歩

SMA の遺伝子が明らかになったことにより遺伝子診断が可能になり，臨床症状や経過から SMA の可能性がある場合に，筋電図や筋生検などの侵襲的な検査より優先して実施し，確定診断することが可能になりました．Ⅰ型，Ⅱ型では 95%以上，Ⅲ型 40 ～ 50%に *SMN1* 遺伝子のエクソン 7，8 の両者またはエクソン 7 のみの欠失を認めます．

Ⅳ型では，小児期発症のⅠ，Ⅱ，Ⅲ型と同様の *SMN1* 遺伝子変異を示す例もありますが少数であり，他の原因遺伝子の存在が考えられます．Ⅰ型の約半数に *NAIP* 遺伝子欠失が同定されますが，これらの例は *SMN* 遺伝子も欠失しています．発症年齢が高くなるほど *NAIP* 遺伝子欠失はみられなくなります．

診断基準，認定基準

SMA の遺伝子同定のためには明確な診断基準と分類を確立することが必要であるという考えのもとに，1992 年に国際 SMA 協会が組織され，**表 1** に示す診断基準が作成されました．2009 年に，わが国の厚生労働科学研究費補助金（難治性疾患克服研究事業）神経変性疾患に関する調査研究班において**表 2** のような認定基準が作成されました．

この認定基準は,「脊髄の運動神経細胞（脊髄前角細胞）の病変によって起こる筋萎縮症」として下位運動ニューロン徴候を示し, 上位運動ニューロン徴候を示さない症例において，特定疾患としての認定を考えて作成されています．

表 1　脊髄性筋萎縮症の診断基準

包含項目	除外項目
Ⅰ．筋力低下 1．左右対称性 2．遠位筋より近位筋が優位 3．上肢より下肢が優位 4．体幹および四肢 Ⅱ．脱神経 1．舌の線維束性収縮 2．手の振戦 3．筋生検：萎縮筋線維の群 4．筋電図：神経原性変化	1．中枢神経機能障害 2．関節拘縮症 3．外眼筋，横隔膜，心筋の障害，聴覚障害，著しい顔面筋罹患 4．知覚障害 5．血清 CK 値：正常上限の 10 倍以上 6．運動神経伝導速度：正常下限の 70%未満 7．知覚神経活動電位の異常

（国際 SMA 協会報告，1992 より）

治療と予後

現在，SMA の根本治療法はないため，多くの研究者が研究をしています．現在，SMA では症状に対して医療的対処を行っています．SMA をもつ人は，現在の社会的環境では日常生活の多くの活動において困難を感じています．高いレベルの教育を受け，収入を得る職業につき，社会的に満足のいく生活を送り，その能力を発揮できる環境を整備していくことが必要です．

SMA のⅠ型，Ⅱ型の患者さんの最大の問題は呼吸器感染や誤嚥に伴う呼吸不全です．人工呼吸器は，近年の進歩によって，コンパクトで便利になり，人工呼吸管理を受けつつ，在宅にて QOL の向上を目指しているⅠ型の患児も増加しています．肺の低換気を示すⅡ型の患児が，鼻マスクを用いた BiPAP（= NPPV, ☞ 8 章 65 頁）の使用で，換気の改善による呼吸不全の治療と予防ができるようになりつつあります．予防接種など，呼吸器感染の予防を積極的にすべきです．

SMA では関節の拘縮に対して予防やリハビリテーションが必要です．Ⅱ型では側弯に対して，脊柱癒合術（脊柱固定術）が積極的に行われるようになりました．呼吸器感染時には，カフマシンの使用や，肺の理学的療法によって排痰ドレナージを行います．

Ⅰ型，Ⅱ型では一人で起立や歩行が不可能であり，車椅子が必要です．しかも，上半身の力がないので必然的に手動ではなく電動の車椅子を必要とします．SMA をもつ子ども達は，3 歳で電動車椅子を安全に動かすことが可能となり，家や外で家族や友達と一緒に活動できるようになります．

SMA の人々をとりまく環境を快いものにして，共に支えあう場をもつために，1999 年 10 月に「SMA（脊髄性筋萎縮症）家族の会」（http://www.sma.gr.jp/）が結成され，全国レベルの活動をしています．

研究の進歩

モデルマウスから *SMN2* のコピー数は SMA の臨床症状を決定することが示唆されました．このことは *SMN2* の up regulation が SMA の臨床症状の軽減化という点で治療の目標になることを示しています．すなわち，*SMN2* を増加させる方向で影響を及ぼす薬物が SMA の本質的な治療薬となりえます．バルプロ酸は遺伝子の翻訳を促進する histone deacetylase inhibitors（HDACIs）として働き，*SMN2* 由来の全長 *SMN* mRNA のレベルを増加させることが推定されます．フェニルブチレートは *SMN2* 遺伝子エクソン 7 のスプライシングパターンを変えて，*SMN2* 由来の全長産物のレベルを増加させます．

ハイドロキシウレアは *SMN2* 遺伝子の発現を増強させて，SMN タンパク質のレベルを上げます．これらの臨床試験が欧米を中心に行われています．さらに，SMA の患者さんから得られた線維芽細胞から iPS 細胞が樹立され，iPS 細胞を用いて発症メカニズムの解明やこれらの薬剤の効果を明らかにするように研究の進展があります．

表2　脊髄性筋萎縮症（SMA）の認定基準

厚生労働省特定疾患治療研究事業（平成21年10月1日制定）による

1. 主要項目

（1）臨床所見
①下記のような下位運動ニューロン症候を認める.
筋力低下
筋萎縮
舌，手指の線維束性収縮（fasciculation）
腱反射は減弱から消失
②下記のような上位運動ニューロン症候は認めない.
痙縮
腱反射亢進
病的反射陽性
③経過は進行性である.

（2）臨床検査所見
筋電図で高振幅電位や多相性電位などの神経原性所見を認める.

（3）遺伝子診断
survival motor neuron（*SMN*）遺伝子変異を認める.

2. 鑑別診断

（1）筋萎縮性側索硬化症
（2）球脊髄性筋萎縮症
（3）脳腫瘍・脊髄疾患
（4）頸椎症，椎間板ヘルニア，脳および脊髄腫瘍，脊髄空洞症など
（5）末梢神経疾患
（6）多発性神経炎（遺伝性，非遺伝性），多巣性運動ニューロパチー（multifocal motor neuropathy）など
（7）筋疾患
筋ジストロフィー，多発筋炎など
（8）感染症に関連した下位運動ニューロン障害
ポリオ後症候群など
（9）傍腫瘍症候群
（10）先天性多発性関節拘縮症
（11）神経筋接合部疾患

3. 診断の判定

上記1の（1）①②③すべてと（2），（3）の1項目以上を満たし，かつ2のいずれでもない.

（齋藤加代子）

2章 小児期発症SMA（Ⅰ，Ⅱ，Ⅲ型）の臨床症状と診断

小児期発症 SMA（Ⅰ，Ⅱ，Ⅲ型）はどのような違いがあるのですか

小児期発症の SMA はそれぞれの臨床的特徴により，Ⅰ，Ⅱ，Ⅲ型の 3 型に分類されます（**表 1**）．

▶ SMA Ⅰ型（Werdnig-Hoffmann 病）

最重症型で，SMA の約 50％を占めます．生後 0 〜 6 か月の間，多くは 3 か月未満，平均 1 か月で発症します．約 1/3 の症例で胎動の減少を認めます．筋緊張低下，筋力低下で発症し，強い筋緊張低下を認め，仰臥位で寝かせると四肢をべたっと地面につけていることが多い状態（frog leg posture）を示します．引き起こし反応をさせると低緊張児は明らかな head lag を示し，四肢の屈曲反応がみられません．水平抱きをすると低緊張児では体幹を水平に維持する反応ができずに逆 U 字型を示します（inverted U）．このように重度の筋緊張低下を指すフロッピーインファントという状態を示します．四肢は重力に抗して持ち上げることが困難であり，かろうじて平面的な動きを認める程度のことが多くなります．定頸や坐位を獲得することはありません．関節拘縮は出生時より認める場合があります．嚥下障害も認めるようになり，鼻腔栄養を必要とするようになります．線維束性収縮という動きは診断の決め手になることがありますが，非常に細かいふるえに近い動きであり，手の指先や舌で観察されます．肋間筋の筋力が弱いのですが，横隔膜の動きは比較的保存されているため，吸気時に胸郭が陥没して腹部が膨隆し，呼気時にはその逆となるシーソー呼吸，奇異呼吸と呼ばれる特徴的な呼吸パターンを示します．その状態が続くと胸郭はベル様の形状（bell-shaped chest）を示すようになります．乳児期から呼吸器感染症，誤嚥性肺炎などを繰り返し，人工呼吸管理を行わない場合の生命予後は 2 歳未満であり，大半は 1 歳未満，平均 8 か月とされていますが，時に人工呼吸管理を行わなくても比較的長期生存する例が存在します．いったん人工呼吸器を装着した場合には人工呼吸器から離脱することは難しいので，事前に十分なインフォームドコンセントを行っておく必要があります．Ⅰ型の人工呼吸管理は従来，気管切開による人工呼吸のみが適用されてきましたが，最近になって非侵襲的陽圧換気療法（鼻マスク人工呼吸療法）が適用される場合もでてき

ています．

▶ SMA Ⅱ型（中間型 , Dubowitz 病）

Ⅰ型とⅢ型の中間の重症度を示します．生後7～18か月，平均8か月で発症します．坐位までの運動発達を認めますが，立位保持・自立歩行は獲得しません．運動発達の程度は症例の間で異なり，比較的早期に坐位がとれなくなる場合から支持起立が可能な例まで存在します．手指の線維束性収縮はⅡ型で最も観察されやすく，約50％の症例で認め，手指の細かな振戦様の動きとして観察されます．腱反射は消失しています．嚥下機能低下も合併する場合があります．傍脊柱筋の筋力低下が主な原因である脊椎の側弯・後弯がしばしば合併します．経過とともに関節拘縮もみられるようになります．乳児期早期に死亡することは少ないのですが，慢性呼吸不全を合併することが多く，その場合には呼吸リハビリテーションや非侵襲的陽圧換気療法の適切な時期の導入が必要になってきます．SMAは一般に知能は正常で，むしろ聡明なことが多いことが経験的に指摘されています．6～18歳の96例の検討では，健常者と知能レベルに差はなかったことが報告されています．

▶ SMA Ⅲ型（Kugelberg-Welander 病）

生後18か月以降に転びやすい，歩けないなどの症状で気付かれますが発症年齢は個人差が大きい傾向にあります．実際には2～3歳で独歩が可能となる例が多いことが，経験的に指摘されています．一部では小児期から車椅子補助が必要ですが，成人期にわたって歩行が可能である症例もあり臨床像は幅広い傾向にあります．生命予後は一般には良好とされていますが，側弯が問題となる場合もあります．発症年齢が3歳未満の場合をSMA

表1　SMAの臨床的分類

	SMA Ⅰ型	SMA Ⅱ型	SMA Ⅲ型
発症年齢	0～6か月	7～18か月	18か月以降
運動機能	寝たきり 定頸は不能	坐位までの運動発達，手足の動きは少ない．	起立，歩行が可能 Ⅲa型　3歳未満の発症 Ⅲb型　3歳以上の発症
特徴	重度の筋緊張低下・筋力低下，嚥下障害を認める．早期の呼吸不全により自然経過による生命予後は2歳未満．	運動発達は著明に遅れる．	歩行は可能だが，経過により様々な時期に歩行不能となる．
遺伝形式	常染色体劣性（*SMN1* 遺伝子欠失を95％以上の症例で認める）	常染色体劣性（*SMN1* 遺伝子欠失を95％以上の症例で認める）	常染色体劣性（*SMN1* 遺伝子欠失を80～90％の症例で認める） 稀に常染色体優性

Ⅲa型，3歳以上の場合をⅢb型と分ける場合があります．Ⅲa型では小児期に歩行が不能になる場合が多い傾向にあります．Ⅲb型ではⅢa型に比べると歩行期間も含めてより軽い経過をとることが多いとされています．

小児期発症SMA（Ⅰ，Ⅱ，Ⅲ型）の患者さんはどのような症状をもっていますか

▶筋力低下

小児期発症のSMAの共通した特徴として，近位筋優位の筋力低下を認め，それは左右対称性であること，上肢より下肢の障害が重いこと，体幹を支持する筋力も弱いことが挙げられます．Ⅰ型，Ⅱ型の場合には筋力低下は近位の筋にとどまらず，全身性といってもよい筋力低下を示します．下位運動ニューロンの障害が疾患の本体であるSMAであるのに，遺伝性ニューロパチーなどの末梢神経障害と違って遠位筋優位の筋力低下の分布とならない理由は単に感覚障害の有無ともいえず，その理由はよくわかっていません．

▶呼吸障害

SMAの呼吸障害は，咳の力が弱いことによる喀痰排出困難，睡眠時の低換気，浅い呼吸しかできないことが成長期に持続することによる胸郭や肺の成長阻害，繰り返す感染症による呼吸筋力低下，呼吸機能のさらなる低下などが特徴です．前述したようにシーソー呼吸，奇異呼吸と呼ばれる呼吸パターンを示します（**図1**）．

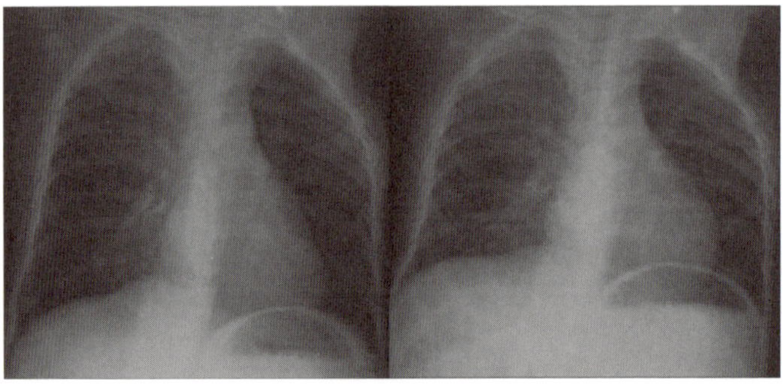

図1　SMAの呼吸パターン

SMAⅡ型（1歳）の胸部X線正面像（左：吸気時，右：呼気時）．横隔膜の動きは比較的良好であるが，胸郭の動きは少なく，肋間筋の障害がより強い所見である．診察上は吸気時に胸郭が陥没して腹部が膨隆し，呼気時にはその逆となる呼吸パターンを示す．

▶関節拘縮

関節の拘縮は筋萎縮をベースとして，伸筋と屈筋のバランスの不均衡と長時間同じ姿勢を取り続けることが主因と考えられます．SMAでも時に先天性多関節拘縮の状態で出生

する場合もありますが，これは胎内ですでに発症しており胎動が少ないことが原因と考えられます．

▶脊柱側弯

SMA の側弯は筋性側弯，つまり傍脊柱筋の筋力低下を主因とするもので，成長期である思春期前後に発症増悪することが多いです（**図 2**）．Ⅰ，Ⅱ，Ⅲ型それぞれで合併しうるものですが，呼吸管理を行なっている長期生存のⅠ型ではほぼ必発，Ⅱ型でも高頻度に生じます．こうした事実をもとに，より早期から適切な坐位をとらせるような指導，車椅子・坐位保持装置の適切な時期の導入，脊柱以外の関節拘縮に対する予防的リハビリテーションの導入が重要です．

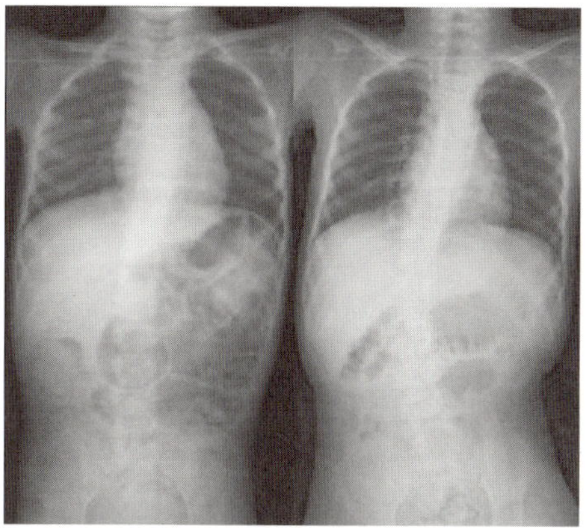

図 2　側弯症

SMA Ⅱ型の全脊椎 X 線正面像（左：4 歳時，右 6 歳時）．
約 2 年間で Cobb 角 13 度から 30 度に悪化が認められる．

▶摂食・嚥下障害

Ⅰ型ではほぼ必発，Ⅱ型でも高頻度に認めます．Ⅲ型では一般には認めません．Ⅰ型では哺乳障害を認め，チューブ栄養が必要になることが多く，誤嚥を生じる可能性も高くなります．Ⅱ型ではチューブ栄養を必要とする場合もありますが，経口摂取が可能な場合が多いです．潜在的に咬合力，嚥下機能低下を認める場合もあり，離乳には配慮が必要な場合が多いです．

どのようにして診断がなされるのですか

1992 年に国際 SMA 協会によって診断基準が作成されています（☞ 1 章 3 頁）．前述した SMA の臨床的特徴に加えて，血液検査，末梢神経伝導検査，針筋電図，骨格筋画像検査などを踏まえて最終的には病因遺伝子である *SMN1* 遺伝子解析を行って確定します（**図 3**）．*SMN1* 遺伝子変異の大半はエクソン欠失ですが，一部点変異の場合があります．*SMN1* 遺伝子変異を認めないものの臨床的に SMA と考えられる症例が存在し，SMA Ⅲ型でその頻度は高くなる傾向にあります．

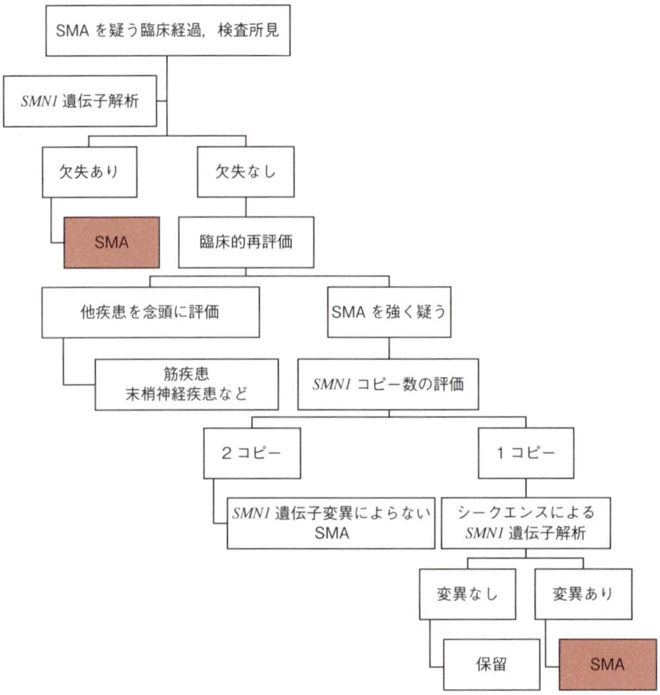
SMA を疑う臨床経過，検査所見
SMN1 遺伝子解析
欠失あり
欠失なし
SMA
臨床的再評価
他疾患を念頭に評価
SMA を強く疑う
筋疾患
末梢神経疾患など
SMN1 コピー数の評価
2 コピー
1 コピー
SMN1 遺伝子変異によらない
SMA
シークエンスによる
SMN1 遺伝子解析
変異なし
変異あり
保留
SMA

図 3　SMA の診断のフローチャート

▶症状・診察所見

筋緊張低下や筋力低下などの陽性所見については前述しました．知能を含む中枢神経機能障害を示唆する所見は一般に認めません．外眼筋，横隔膜，心筋障害，聴覚障害，知覚障害，明らかな顔面筋罹患も認めないのが原則です．

▶検査所見

・血液検査：一般に疾患特異的な所見を認めません．血清クレアチンキナーゼ（CK）値は軽度上昇を認める場合がありますが，その場合には正常上限の 10 倍未満とされます．
・末梢神経伝導検査：運動神経伝導速度は通常正常範囲で（正常下限の 70％以上），知覚神経活動電位は通常正常所見です．F 波の出現率の低下を認めることが多いです．
・針筋電図：運動単位の減少，巨大電位などの非特異的な慢性の神経原性変化を示します（**図 4**）．
・骨格筋画像検査：SMA Ⅰ型では大腿，下腿レベルすべての筋が著明に萎縮します．Ⅱ型の場合もⅠ型に比べると萎縮の程度はやや軽く，ほぼすべての筋が萎縮していますが長内転筋は保たれている場合があります．Ⅲ型になると骨格筋障害の選択性がより目立つようになり，大腿では前面の筋群がより強く障害を受け，内転筋，薄筋が比較的保たれます．MRIでT2強調脂肪抑制像にて筋が高信号を示し，その程度はⅠ型，Ⅱ型，Ⅲ型の順に目立ちます（**図5**）．

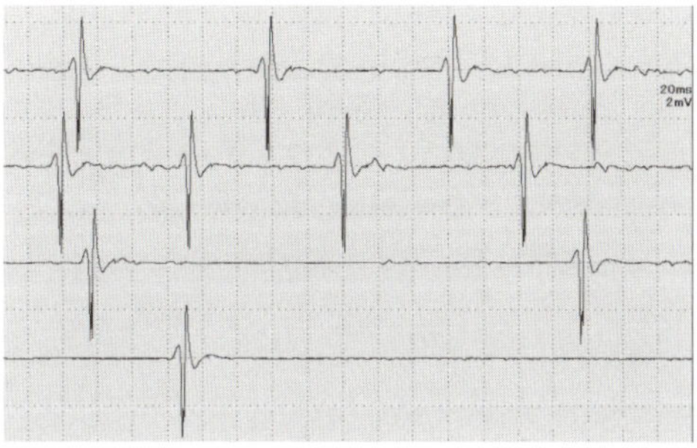
20ms
2mV

図4　針筋電図

SMAⅡ型の前脛骨筋の針筋電図所見．運動単位の減少，巨大電位を認める．

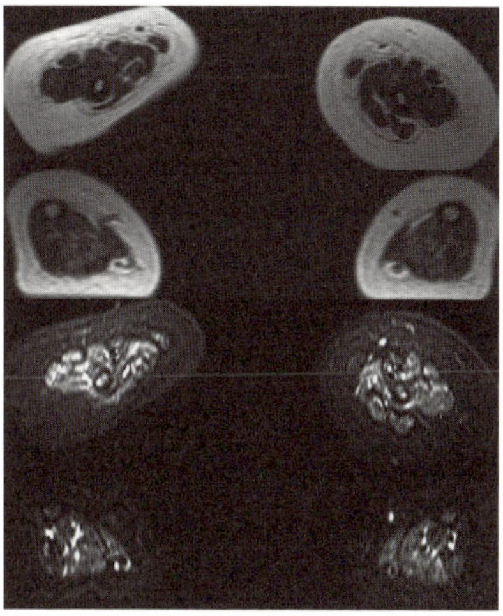

図5　骨格筋画像所見

SMAⅠ型6か月例のMRI像．上より軸位T1強調像大腿レベル，下腿レベル，軸位T2強調脂肪抑制像大腿レベル，下腿レベル．すべての筋が著しく萎縮しており，皮下脂肪が著明に増加している．下腿のT2強調脂肪抑制像では，びまん性に高信号を呈している．

・筋生検：萎縮して円形化した小径線維が大きな群をなし存在し（large groups of round atrophic fibers），いずれかのタイプの線維が大きな群をなす（筋線維タイプ群化）などの所見を認めます（**図6**）．

・遺伝子診断：SMA患者さんの90％以上に*SMN1*遺伝子のエクソン7,8欠失，ないしエクソン7欠失をホモ接合性に認めます．*SMN1*遺伝子にはコピー遺伝子である*SMN2*遺伝子が存在しています．*SMN1*，*SMN2*遺伝子は8つのエクソンからなりますが，*SMN2*遺伝子はスプライシングの異常によりエクソン7を欠く遺伝子産物を生じます．この産物も弱いながら機能をもつと考えられており，*SMN2*遺伝子のコピー数が多いほど臨床症状が軽い傾向にあります（**図7**）．

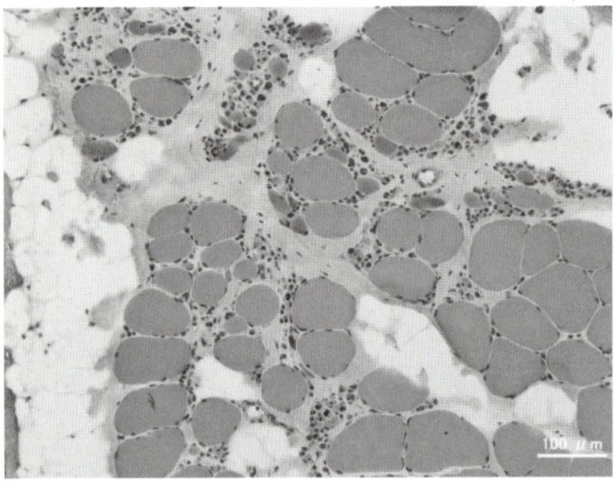

図 6　筋病理所見

SMA Ⅱ型の上腕二頭筋の筋病理（HE 染色）. 筋線維の径は二峰性を示し，肥大線維と著明な萎縮線維が混在している．また萎縮線維は群をなして分布している（group atrophy）．間質の線維化，脂肪化も認めている．

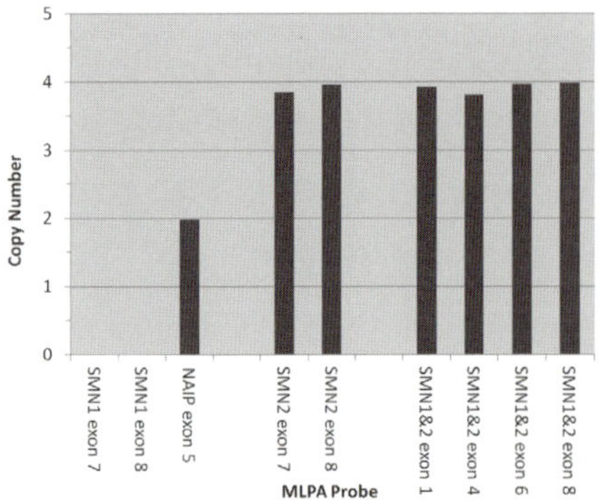

Copy Number
0
1
2
3
4
5
SMN1 exon 7
SMN1 exon 8
NAIP exon 5
SMN2 exon 7
SMN2 exon 8
SMN1&2 exon 1
SMN1&2 exon 4
SMN1&2 exon 6
SMN1&2 exon 8
MLPA Probe

図 7　MLPA（multiplex ligation-dependent probe amplification）法（☞ 5 章 39 頁 FOOTNOTE）による *SMN1* 遺伝子変異解析，*SMN2* コピー数解析の例

SMA Ⅲ型の例を示す．*NAIP* 遺伝子エクソン 5 は 2 コピー存在し正常のパターンを示すが，*SMN1* 遺伝子エクソン 7，エクソン 8 はともに 0 コピーの結果であり，*SMN1* 遺伝子エクソン 7，8 がホモ接合性に欠失していることを示す結果である．*SMN2* 遺伝子エクソン 7，エクソン 8 はともに 4 コピー存在している．（国立精神・神経医療研究センター DNA 診断治療室南成祐氏のご厚意による）

小児期発症 SMA（Ⅰ，Ⅱ，Ⅲ型）と似た症状の疾患には何があるのですか

SMA Ⅰ型ではフロッピーインファントを示す疾患が鑑別に挙げられます．フロッピーインファントの原因は神経筋疾患に限らず，脊髄，大脳，小脳病変でも生じる（**表 2**）ので様々な所見を総合的に評価した上で病巣診断を行う必要があります．臨床経過，診察所見だけでも鑑別疾患に有用な情報が得られます．それらに加えて血液検査，電気生理検査，画像検査などを組み合わせて鑑別を絞り，遺伝子解析を行うことで，基本的には侵襲性を有する筋生検を行う必要はありません．

筋疾患の中では先天性ミオパチー，先天性筋ジストロフィーなどの筋疾患が鑑別診断に挙がります．発症様式，顔面筋罹患の有無，高口蓋の有無などが鑑別のポイントです．末梢神経疾患では遺伝性ニューロパチー，慢性炎症性脱髄性多発神経炎（chronic inflammatory demyelinating polyneuropathy: CIDP）などが鑑別に挙がります．特に慢性に発症する CIDP と SMA の鑑別は困難な場合があります．

また，Ⅰ型の亜型として，spinal muscular atrophy with respiratory distress（SMARD）があります．本症は常染色体劣性遺伝形式をとり，*IGHMBP2* 遺伝子変異が原因です．遠位筋優位の筋力低下，生後 1 ～ 2 か月時に横隔膜麻痺が主体の呼吸障害を示します．

表2　フロッピーインファント（SMA Ⅰ型）の鑑別診断

●脳原性 染色体異常症 脳性麻痺 先天性代謝異常 ・Peroxisome 病 ・Pompe 病 ・乳児型 GM1 gangliosidosis ・ミトコンドリア病	●脊髄疾患 ●末梢神経疾患 ●神経・筋接合部疾患 ●筋疾患 先天性ミオパチー 先天性筋ジストロフィー 先天性筋強直性ジストロフィー

参考文献

1）von Gontard A, Zerres K, Backes M, Laufersweiler-Plass C, Wendland C, Melchers P, 埜中征哉（監），小牧宏文（編）：小児筋疾患診療ハンドブック．診断と治療社，pp101-105, 2009

2）埜中征哉：臨床のための筋病理．日本医事新報社, 2011

3）Rudnik-Schöneborn S, De Visser M, Zerres K : Spinal Muscular Atrophy. In: Engel AG, Franzini-Armstrong C（eds）: *Myology*, 3rd ed. McGraw-Hill, New York, 1845-1864, 2004

4）Munsat TL, Davics KE: International SMA consortium meeting（26-28 June 1992, Bonn Germany）. Neuromuscul Disord 2: 423-428, 1992

5）Lehmkuhl G, Rudnik-Schöneborn S: Intelligence and cognitive function in children and adolescents with spinal muscular atrophy. Neuromuscul Disord 12: 130-136, 2002

（小牧宏文）

3章 成人発症SMA(Ⅳ型)の臨床症状と診断

成人発症 SMA(Ⅳ型)はどのような人がなるのでしょうか

成人発症 SMA（Ⅳ型）の頻度は正確にはわかっていません．筋萎縮性側索硬化症（約 0.4 ～ 1.9 人/10 万人）と比較するとおよそその 1/10 ～ 1/20 という報告が多くみられます．また小児期発症 SMA の大多数で認められる *SMN* 遺伝子変異を認めることは成人例では少なく，約 1 割に *SMN* 遺伝子変異が認められるにすぎません．実際に診断基準を満たし，成人発症 SMA（Ⅳ型）と診断できる 9 例について遺伝子検索をしたところ，*SMN* 遺伝子変異を認める症例はなかったという報告もあります．

SMN 遺伝子変異を認める成人発症 SMA（Ⅳ型）の特徴を紹介します．論文報告されている約 20 例についてまとめますと，男性がやや多く，発症年齢は平均 31.5 歳，1 例を除いて皆 35 歳以下でした．但し 1 例は 64 歳で発症しており，中壮年での発症の可能性もあるといえます．また *SMN* 遺伝子変異を認める成人発症 SMA（Ⅳ型）では家族歴のあるケースが多いことも特徴で，約半数では家族の中に SMA と診断された人がいました．

小児期発症 SMA(Ⅰ, Ⅱ, Ⅲ型)と成人発症 SMA(Ⅳ型)の違いは何ですか

年齢以外の点でいうと，*SMN* 遺伝子変異を認める成人発症 SMA（Ⅳ型）の多くは下肢両側近位筋を中心とした筋力低下で発症し，徐々に筋力低下の範囲が広がっていきます．1 章で述べたように，成人発症でも，病気の始まる場所は小児期発症 SMA（Ⅰ，Ⅱ，Ⅲ型）の場合と似ていますが，成人発症は小児期発症に比べて進行が非常にゆっくりであるというところが決定的な違いといえます．

また小児期発症の SMA が *SMN* 遺伝子変異を認め，臨床症状および経過においても均一な疾患であると考えられますが，成人発症 SMA は遺伝歴もはっきりしない例が多く，また発症部位，経過も様々で，一つの病気とは考えないほうがよいと思われます．

成人発症 SMA（Ⅳ型）の患者さんはどのような症状をもっていますか

中心となる症状は筋肉に力が入りにくくなったり（筋力低下），痩せてきたり（筋萎縮），筋肉のぴくつき（線維束性収縮）が出現することです．物忘れなどの認知症や感覚障害，立ち眩み，発汗障害，排尿障害などの自律神経障害はありません．症状の分布としては両側の下肢の体幹に近い筋（近位筋）を中心として症状が始まります．具体的には，床に寝た状態から立ち上がる際，手で支えないと立ち上がれなくなる，階段の昇り降りがつらくなるといった症状がみられます．また初期には，これら近位筋の筋力低下にとってかわるようにふくらはぎが逆に太くなることもあります．力の入りにくさを“疲れやすい”など，異なる表現で訴えてくる場合もあり，注意すべき点です．

一方，上肢や下肢の遠位筋，すなわち手や前腕，足や下腿といった体幹から遠い筋肉の左右いずれかから症状が始まることもあります．具体的な訴えとしては，上肢では今までもつことができていた物をふと落としてしまう（手），ペットボトルの蓋が開けづらくなる（手や前腕）などが挙げられます．下肢では，スリッパが脱げる，ちょっとした段差につまづきやすくなるというような症状がみられます．また手のふるえが出現する場合もあり注意すべき点です．

近位筋から始まった場合はやがて遠位筋に，遠位筋の場合はしだいに近位筋に，そして片側発症の場合は反対側へと，徐々に四肢全体へと筋脱力の分布が広がります．半数程度の人は 5 年以上経過しても生活が基本的に保たれており，平地歩行であれば大きく困らないような人もおられますが，長い経過を経た後に呼吸筋や舌や口の周り，咽頭や喉頭の筋（つまり構音や飲み込みに関わる筋）にも障害が出現することがあります（球症状）．進行の速さは個人によって様々で明確な基準はありませんが，発症から 2 ～ 5 年で命に関わるような呼吸や飲み込みの障害が出現することは通常ありません．前述したように成人発症 SMA（Ⅳ型）の進行は非常に緩やかであることが特徴です．20 年以上経過して球症状が生じてきたという場合も報告されています．逆に，発症から 2 ～ 5 年で自力での呼吸ができなくなったり，物が全く飲み込めなくなってしまうような速い進行を示す例は，後述するように筋萎縮性側索硬化症と診断されるべき症例といえるでしょう．

FOOT NOTE

線維束性収縮：筋肉を動かさない状態で筋肉の一部がピクピクと収縮することが，皮膚表面から観察できます．SMA のように，その筋肉を支配する脊髄前角細胞の障害により出現し，特に病変の活動が盛んな時の徴候とされます．病変が活動期を過ぎると目立たなくなります．健常者でも筋肉労働や精神的ストレスなどで生理的にみられることがありますが，筋萎縮や脱力はなく，他に神経学的異常もないことから区別されます．

診察では何がわかりますか

まず基本的なことですが，病歴をよく聴きいつから生じたのか，体のどの部位から症状が始ったのか，今一番困っていることは何かを把握します．前項で説明しましたが，Ⅳ型は非常に緩やかに進む病気ですので，“言われてみればこの時からこんな症状があった”と本人も自覚しづらいこともしばしばあります．家族歴の有無（親戚に似たような病状はないか，また家系内の血族結婚の有無を確認する）も重要です．

身体診察では，症状がどの神経系の障害によって生じているかを判断することが重要です．SMAでは運動系（上位運動ニューロン，下位運動ニューロン，神経筋接合部，筋）の中で下位運動ニューロンが選択的に障害されます．下位運動ニューロン障害による症候は筋力低下，筋萎縮，線維束性収縮，腱反射の減弱あるいは消失です．線維束性収縮の観察には筋を完全にリラックスさせることが重要で，その状態で数十秒観察し，筋肉のぴくつきをみます．四肢のみならず体幹や舌など首より上の筋にも所見がないか把握することも重要です．線維束性収縮に関しては，舌や頸部・体幹の筋肉は完全なリラックス状態が作りにくいので評価するにあたっては注意が必要です．SMAに認められない上位運動ニューロン障害による徴候は，腱反射の亢進やバビンスキー反射に代表される病的反射の出現，筋緊張（トーヌス）の病的な亢進を示す痙縮などが挙げられます．これらの上位運動ニューロン徴候を認める場合には，SMAよりは筋萎縮性側索硬化症をまず疑うべきです．

下位運動ニューロンでもSMAでは脊髄にある前角細胞そのものが障害されますが，神経細胞から出る信号の伝わる突起（軸索）やそれを保護する鞘（髄鞘）が障害されてもよく似た症状が出現します．また筋自体の障害でも筋力低下や筋萎縮を認めます．これらの疾患を鑑別するために末梢神経伝導検査や針筋電図検査などを行います．末梢神経伝導検査では神経を電気で刺激して，神経の中を電気信号が伝わる速度を測ったり，その電気刺激で収縮する筋肉での電位変化を測ります．脊髄前角細胞の障害と軸索の障害は区別をつけるのが困難ですが（**図1**），保護する鞘の障害（脱髄）では末梢神経伝導検査において電気の伝わりの遅れとして確認できます．針筋電図検査は体表から直接筋肉に細い針を刺して筋線維の出す微小な電位を拾います．筋力低下が神経の障害によって生じているのか，筋の障害によって生じているのかを検査する大変重要な検査です．検査を行う上で重要なことは，検査をする人と患者さんがうまくコミュニケーションをとらないと成り立たない検査であることです．タイミングに合わせて完全に力を抜いたり入れたりする必要があります．針を刺すわけですから患者さんには苦痛をもたらします．検査者の技術と患者さんとの信頼，患者さんの協力があって初めて成り立ちます．

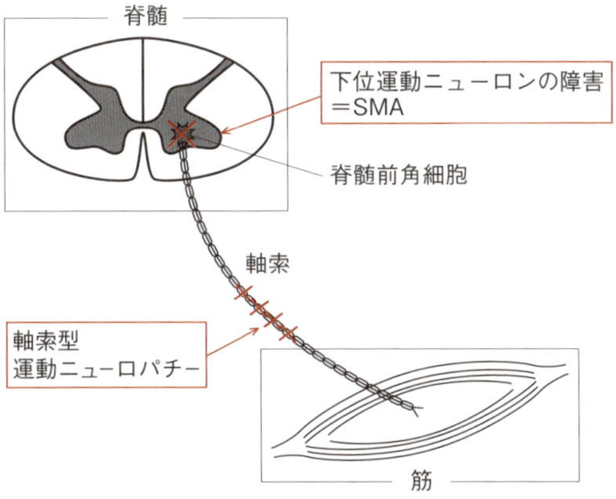
脊髄
下位運動ニューロンの障害
＝SMA
脊髄前角細胞
軸索
軸索型
運動ニューロパチー
筋

図1　下位運動ニューロンと軸索

どのようにして診断がなされるのですか

新しく定めた認定基準では，まず前項で説明したように①下位運動ニューロン症候のみで，②上位運動ニューロン症候がみられないこと，が示される必要があります．その上で③緩徐な進行性の経過であることが必要です．

臨床検査では，針筋電図検査で下位運動ニューロンが障害されているために筋力が低下している（脱神経）ということを示す必要があります．認定基準では“針筋電図検査で陽性となるか，もしくは，遺伝子診断として原因遺伝子である *SMN* 遺伝子変異を認める”となっていますが，前述の通り成人発症 SMA（Ⅳ型）は *SMN* 遺伝子変異を認める例は稀なので，大多数が針筋電図検査で診断されることになります．そして最後にこれらの基準を満たした上で，次項の“SMA（Ⅳ型）と似た症状の疾患”を除外して，成人発症 SMA（Ⅳ型）の診断に至ります．

最後に上記診断項目の③経過について説明を加えます．“緩徐”という部分の明確な期間は決まってはおりません．まずなぜ①，②だけではいけないかというと，成人発症 SMA（Ⅳ型）を診断する際には運動ニューロン病である筋萎縮性側索硬化症との鑑別が常に問題になり，経過を考慮しないと鑑別することが困難であるという事情があるからです．つまり初めて受診された時点で下位運動ニューロン症候のみで，上位運動ニューロン症候がみられない人でも，その後の経過中に上位運動ニューロン症候が出現したり，強い

FOOT NOTE

認定基準（☞1章5頁）：厚生労働省特定疾患治療研究事業の対象疾患として，2009(平成21)年に認定基準が制定されました．

嚥下困難が生じたり，呼吸筋麻痺が生じて人工呼吸器なしでは生きられない状態になったりする，“悪い経過”をとる人が比較的多く認められます．この“悪い経過”というのは成人発症のSMAの前提としてあてはまらない部分で，むしろ後述する筋萎縮性側索硬化症という病気と診断されるべき経過と考えられます．初診時に①，②を満たした人の6割がその後の経過でこの“悪い経過”に入ってしまうというデータもあります．筋萎縮性側索硬化症という病気が平均2～5年で“悪い経過”をたどると考え，経過をみてそれ以上の期間，進行が緩やかと判断されれば成人発症SMA（Ⅳ型）と診断できるわけです．しかし，筋萎縮性側索硬化症の人でも6年以上経過する場合もあり，“～年以上はSMA”と明確に区別できないのが現状です．

成人発症SMA（Ⅳ型）と似た症状の疾患には何があるのですか

▶筋萎縮性側索硬化症（amyotrophic lateral sclerosis: ALS）

成人の運動ニューロン病の代表です．地域によって差はありますが，10万人に約1人の頻度で発症します．遺伝歴がなく，原因も全くといっていいほど判っていない孤発症例が大多数ですが，10～20％の症例は家系内に同じ病気を有する家族性筋萎縮性側索硬化症で，近年その原因となる遺伝子変異も次々と見い出されています．孤発性のいわゆる筋萎縮性側索硬化症の発症年齢は通常中年以降で，50～60歳代にピークがあります．80歳以降の高齢発症の報告もあります．臨床的な特徴は上位運動ニューロン症候と下位運動ニューロン症候をともに認めること，また経過が常に進行性で，通常2～5年で，口や顎・舌・咽頭・喉頭などの筋力低下（球症状）によって嚥下障害や構音障害が生じて胃瘻からの栄養を余儀なくされたり，また呼吸筋麻痺を呈して人工呼吸器を装着しないと生命を維持できなくなるという経過を示します．原因・病態について様々な研究がなされておりますが，現時点ではまだ明らかな病態は判っておらず，進行を遅らせる薬剤はあるものの根本的な治療法はありません．

筋萎縮性側索硬化症でも，前述したように当初は下位運動ニューロン症候のみが前面に出て，経過中に上位運動ニューロン症候が出現する例や，末期となっても，上位運動ニューロン症候が全く出現することなく進行して嚥下障害や呼吸筋麻痺を呈してしまう例もあります．後者については成人発症SMA（Ⅳ型）とは経過の速さ以外での臨床的な鑑別が困難です．

▶進行性球麻痺（progressive bulbar palsy: PBP）

口周囲や顎・舌・軟口蓋・咽頭・喉頭の筋力低下（球症状）を中心に発症し，著しい嚥下障害や構音障害を呈します．特に嚥下障害はサラサラした水でむせること，構音障害は鼻のつまったような不明瞭な声（開鼻声）が特徴です．症状は筋力低下や筋萎縮，線維束性収縮といった下位運動ニューロン症候が主で，下位運動ニューロン病としてSMAとも区別する必要がありますが，進行するにつれて下顎反射の亢進や強制泣き笑いといった上位運動ニューロン症候も出現します．特筆すべきは経過が非常に速く発症から2～3年で命に関わるような低栄養状態や肺炎を呈する例が多いことで，筋萎縮性側索硬化症の一亜型と考えられています．

▶球脊髄性筋萎縮症（spinal and bulbar muscular atrophy: SBMA）

20～40歳代の男性に発症し，X連鎖性劣性遺伝形式を示す緩徐進行性の下位運動ニューロン病です．四肢近位筋に非常に緩徐な経過で筋萎縮，筋力低下などの下位運動ニューロン症候を認めますが，SMAと異なる点は，遺伝形式の違いで男性のみが発症すること，顔面や舌に著しい筋萎縮を認めること，顔面や手にふるえを認めることなどです．また舌の筋力低下は筋萎縮の程度に比べると軽度なことも特徴とされます．原因はX染色体にあるアンドロゲン受容体遺伝子の中のCAGリピートといわれる塩基配列の繰り返しの異常伸長です．そのため運動ニューロン症候のみならず，女性化乳房や精巣萎縮，女性様皮膚変化など軽度の男性性腺機能障害を伴うことが特徴です．症状の進行は非常に緩徐で60歳頃までは生活は自立していることが多いとされますが，末期になると嚥下障害も出現します．診断は遺伝子診断で確定することができます．現在のところ治療薬はありませんが，抗ホルモン療法などの開発，治験が進められています．

▶遺伝性軸索型運動ニューロパチー　Charcot-Marie-Tooth（シャルコー・マリー・トゥース）病2型

神経細胞から出ている突起（軸索）やその突起を包む鞘（髄鞘）が障害される疾患をニューロパチーと呼びます．その中でも遺伝性を示すものは遺伝性ニューロパチーと呼ばれ，運動神経や感覚神経，自律神経など障害される神経の種類や部位（軸索か髄鞘か）によって分類がなされており，原因遺伝子も30以上見つかっています．その中で運動神経の軸索のみが障害されるタイプがあり，それを遺伝性軸索型運動ニューロパチーといいます．臨床症状の特徴は少年期～中年期に，四肢遠位筋優位の進行性の筋萎縮・筋力低下で発症する点です．特に下肢に症状が出現する場合，下腿の筋萎縮，筋力低下が目立ち，逆シャンペンボトル様下腿筋萎縮と呼ばれる特徴的な外見を呈します．また前脛骨筋という脛（すね）の筋力低下のためつま先が上がらず，代わりに大腿を高く上げて歩くため鶏歩と呼ばれる歩き方がみられます．さらに進行すると足の趾（ゆび）を曲げ伸ばしする筋のバランスが崩れるために，槌状趾（hammer toe）と呼ばれる特徴的な変形を呈したりします．SMAとは臨床症候や末梢神経伝導検査・針筋電図検査で区別がつかないことに注意すべきです．実際に成人発症 SMA（Ⅳ型）と診断された人の中で遺伝子検索を行った結果，遺伝性軸索型運動ニューロパチーの遺伝子変異を有した症例も報告されています．

▶多巣性運動ニューロパチー

前項と同じくニューロパチーという名称がついているように，運動神経の軸索・髄鞘のみがまばらに（多巣性）障害される疾患です．障害の種類は伝導ブロックというもので，その障害部位で神経の電気信号の伝わり方が一部遮断されます．その障害神経に支配される筋では筋力低下や筋萎縮，線維束性収縮といった下位運動ニューロン症候を示し，多数の神経の異なる部位で障害されるため，障害の分布によって SMA や筋萎縮性側索硬化症と臨床上区別が困難な場合があります．詳細な神経伝導検査によって伝導ブロックが示されれば診断がつきますが，その評価には専門的な知識と技術が必要です．重要な点は多巣性運動ニューロパチーには免疫グロブリン静注療法（IVIg）を始めとする確立された治療法があることです．つまり診察・検査によって SMA と本症とを区別できない一部の症例では治療への反応性を評価して区別する必要があります．

▶若年性一側上肢筋萎縮症（平山病）

10 ～ 20 歳代で発症し，一側あるいは時に両側の前腕の遠位の筋に限局した筋萎縮が緩徐に進行する疾患です．首を前屈した時に頸髄が前方に圧迫されることによって頸髄の循環障害が生じるといわれています．ある年齢になると進行が停止するという特徴をもっています．障害される部位が脊髄の中の前角であり SMA の障害部位と解剖学的に類似します．頸髄の特定の高さに限局していること，頸部の MRI を前屈位で撮影することで前記の“ずれ”が特徴的な所見として認められることから診断されます．但し，頸の前屈で時に症状が悪くなるため，検査に際しては十分な注意が必要です．

▶頸椎症

脊髄は脊柱管という脊椎の中（つまり骨成分に囲まれた部位）に納まっていますが，様々

FOOT NOTE

免疫グロブリン：免疫というのは名の通り疫（＝病気）を免れるための生体に備わっているシステムです．グロブリンは外界からやってくる細菌など異物に対して働く免疫を担うタンパク質です．本来疫に対して向かう免疫が異常をきたして自分の正常組織に向いてしまう一部の自己免疫病の人や重症な感染症など自己の免疫力だけでは打ち勝つことのできない状態の人に対して，異常な免疫機構の調整や不足した機能の補充を目的として他人の献血から集め，調整した免疫グロブリンを注射する治療が多く試みられています．

な原因で脊椎自体が変形したり，脊椎と脊椎の間の連結部分である椎間板がずれることで脊柱管内に物理的変形が生じ，中を通る脊髄が圧迫されます．脊椎のこういった変化に伴い，脊髄や脊髄から出たばかりの神経の束（神経根）が物理的圧迫による障害を受けることにより筋力低下や感覚障害が生じます．このような病態を脊椎症と呼びます．

頸椎のレベルでは内部の脊髄は主に上肢の運動や感覚に関わる神経を出しています．通常，頸椎症では運動系も感覚系もともに障害を受けることが多いのですが，時に運動系の神経障害のみを呈することがあります．このような状態では下位運動ニューロン症候しか出現しません．徐々に障害が進めば SMA と類似した症候を認めることがあります．診断は身体所見がある特定の脊髄およびその神経根の支配する筋に限定されていることと，そこに合致する画像上の変化があるのを示すことでなされます．特に高齢者に頸椎症を患っている人が比較的多くみられます．頸椎症に SMA など神経変性疾患を合併する例も非常に稀に存在し得ることは注意しなくてはなりません．画像的に脊髄を圧迫している病変があるからといって SMA の可能性がないと考えるのではなく，注意深い診察の上，頸椎症だけで症状を説明できるのかどうかを確認することが重要です．

▶筋疾患（多発筋炎，筋ジストロフィー）

筋肉の疾患は筋力低下，筋萎縮を呈します．障害の分布としては四肢の近位筋が中心に障害されるという特徴をもちます．そのため経過の比較的長い人で，萎縮が進んでいたりすると，しばしば臨床的に SMA のような下位運動ニューロン症候と区別がつきにくい人を見受けます．大概は末梢神経伝導検査や針筋電図検査で区別がつきますが，場合によっては筋肉の一部を直接顕微鏡で調べる生検が必要となることもあります．

▶ポリオ後症候群

ポリオは小児期の病気で，発熱などとともに片側の上肢または下肢を襲って，数時間～数日で麻痺が完成，引き続き急速に筋萎縮が出現し，また様々な程度の後遺症を残す病気です．急性期の後遺症とは異なって十数年，あるいは数十年（8 ～ 70 年が報告されている）経過してから，最初の場所と異なる筋（四肢，球部，呼吸筋を含む）に筋萎縮が出現，進行性に経過することが知られています．この障害がポリオ後症候群あるいはポリオ後筋萎縮症と呼ばれています．症状として筋力低下・筋萎縮はもちろんですが，活動後の全身あるいは局所の倦怠感・疲労感が多いといわれています．この病気が疑われた場合は，針筋電図検査や筋生検を行い，病態が慢性的な下位運動ニューロン障害であることを確認した上で，ポリオの既往があることなど病歴上の裏づけから診断に至ります．

日本においてポリオ感染自体はワクチン接種が普及し，1980 年以降いわゆる野生株による発症は根絶されたといわれています．但し日本ではワクチンの種類が生ワクチンであるため 100 万人に数人の割合でワクチン後感染してしまう人がいます．今後不活化ワクチンへと移行されることになっています．

▶傍腫瘍神経症候群

その名の通り腫瘍（つまり癌などの悪性腫瘍を含めて）の患者に神経障害が合併することが知られています．メカニズムとしては腫瘍（特に肺癌や生殖器の癌が多いといわれています）に対して免疫作用が活性化され，その免疫作用が自分の組織，特に神経組織に働くことで神経障害をきたす病態が想定されています．その免疫作用の働く場所によって脳炎や筋炎など様々な症状が出ますが，中には脊髄，末梢神経に作用するものも報告されており，その場合は SMA と区別する必要が出てきます．もちろん，もともと腫瘍があることがわかっている人ならば早く気づくこともできますが，傍腫瘍神経症候群が先に症状を出し，後から腫瘍が見つかるということもあるので注意が必要です．傍腫瘍神経症候群は速い経過で進行し，急激な体重減少などの全身状態の変化を認めることもしばしばあるため，特に高齢者で原因不明の神経障害が亜急性〜慢性の経過で出現した場合には，本症候群を念頭において全身検索を行うことが重要です．

参考文献

1）難病情報センター HP：http://www.nanbyou.or.jp/

2）中野今治，他：成人型脊髄性筋萎縮症と考えられる当科症例の臨床像と遺伝学的背景の検討．厚生労働科学研究費補助金（難治性疾患克服研究事業）神経変性疾患に関する調査研究班平成 23（2011）年度　総括・分担研究報告書．

3）Ropper AH, et al: Adams and Victor's Principles of Neurology, 9th edition. McGraw-Hill, pp1058-1068, 2009

4）Brahe C, et al: Genetic homogeneity between childhood-onset and adult-onset autosomal recessive spinal muscular atrophy. Lancet 346: 741-742, 1995

5）Moulard B, et al: Association between centromeric deletions of the SMN Gene and sporadic adult-onset lower motor neuron disease. Ann Neurol 43: 640-644, 1998

（益子貴史・森田光哉・中野今治）

4章 病 理

4−1 神経病理

SMAは運動ニューロンの変性により生じます．はじめに脳の構造，運動神経の基本的知識を説明し，その後，下位運動ニューロンの障害，それ以外の病理に関して解説します．

脳の構造

神経系は，生命活動を行うため，全身に命令を発して機能を調節する情報伝達システムです．その司令塔が脳と脊髄で，中枢神経と呼ばれます．神経細胞から出た電気信号である指令を伝えるのが脳神経と脊髄神経（末梢神経）で，電線に相当する軸索とそれを包む髄鞘からできています（**図1**）．中枢神経には神経細胞が多数存在しますが，その機能をサポートするグリア細胞も重要で，特にそのうちの一つであるアストロサイトは中枢神経が障害されると，活性化され，グリア線維を増やして病巣の修復を行います（「グリオーシス」と呼びます）．

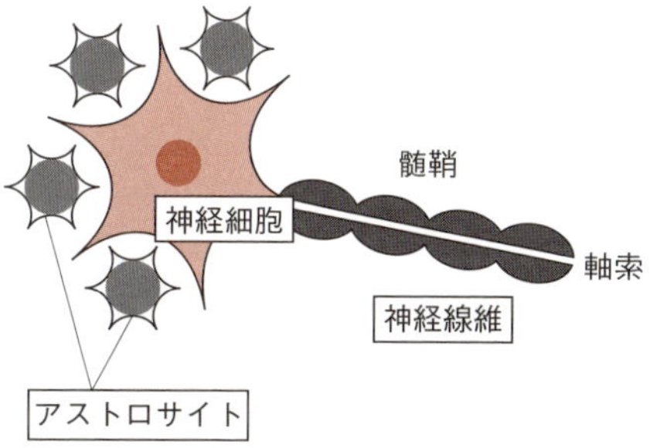

髄鞘
神経細胞
軸索
神経線維
アストロサイト

図1　中枢神経の構成細胞

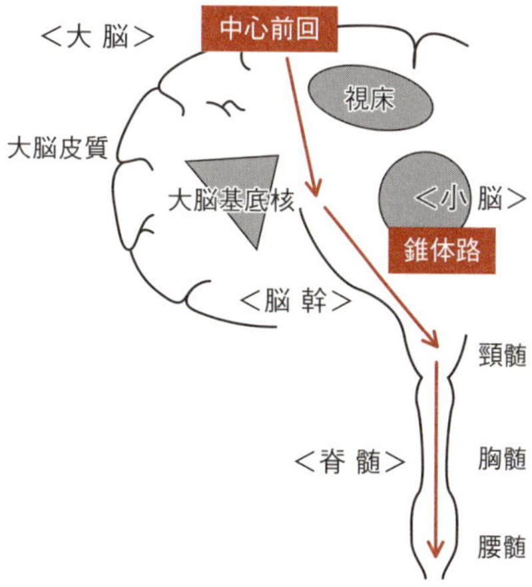

<大 脳>
中心前回
視床
大脳皮質
大脳基底核
<小 脳>
錐体路
<脳 幹>
頸髄
<脊 髄>
胸髄
腰髄

図2　中枢神経の解剖
カラー部分は運動神経システム

脳は大脳，小脳，脳幹からなり，大脳皮質の神経細胞は，全身からくる感覚情報を処理し，意志に基づいた運動などの指令を出します．大脳の深部には，上記の情報・指令を整理する大脳基底核，視床があります（**図 2**）．脊髄は，第 1 ～ 8 頸髄（上肢の運動などに関与），第 1 ～ 12 胸髄，第 1 ～ 5 腰髄（下肢の運動などに関与），第 1 ～ 5 仙髄（排尿・排便などに関与）からなります（**図 2**）．

運動神経

頭のてっぺんにある大脳皮質の運動野（中心前回）から出た上位運動ニューロンは，脳幹・脊髄の錐体路を通り，延髄で左右交叉した後，脊髄の側索を下行し，前角の下位運動ニューロンと接続します（**図 2，3**）．下位運動ニューロンの軸索は，脊髄前角を出て前根をつくった後，脊髄神経となり，首，上肢，下肢の筋肉や呼吸筋（肋間筋，横隔膜）に到達します（**図 3**）．また，顔や舌を動かす下位運動ニューロンは，脳幹の三叉神経（運動）核，顔面神経核，舌下神経核にあり，その軸索が脳神経となって顎筋，顔面筋，舌に達します．

一方，全身からの感覚の情報を伝える神経は脊髄の近くで後根となり，脊髄内に入って，後索，脊髄視床路を上行し大脳皮質の感覚野に終わります（**図 3**）．脳の深部にある大脳基底核と視床は，これらの運動神経，感覚神経に伝えられた情報を中継するとともに，交通整理を行います．

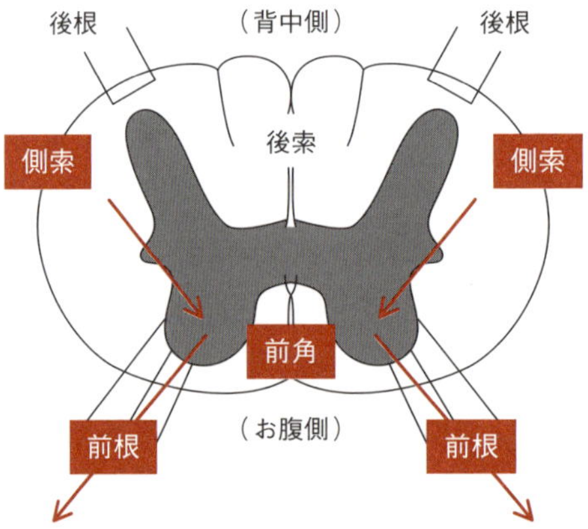
後根
（背中側）
後根
側索
後索
側索
前角
前根
（お腹側）
前根

図 3　脊髄の断面図
カラー部分は運動神経システム

FOOT NOTE

脊髄の断面図（**図 3**）：中央部には下位運動ニューロンを含む神経細胞が並び（「角」），辺縁には神経線維が走ります（「索」）．

上位運動ニューロンが障害されると，筋緊張と深部腱反射は亢進し，病的反射が出現します．一方，下位運動ニューロンが障害されると，筋緊張と深部腱反射は逆に減弱し，筋萎縮がみられます．成人の運動ニューロン変性疾患である筋萎縮性側索硬化症では，下位運動ニューロンに加えて，上位運動ニューロンもおかされますが，SMA では下位運動ニューロンの病変が主体となります．

下位運動ニューロンの障害

SMA では病型による差はありますが，脊髄全域と脳幹（三叉神経核，顔面神経核，舌下神経核）の下位運動ニューロンが障害されます．下位運動ニューロンの細胞内には粗大な顆粒（「ニッスル小体」と呼びます）が均等にみられますが，変性の初期段階では細胞が異常に膨れ，ニッスル小体が細胞の辺縁に分布するようになります．この変化を中心性虎斑融解と呼びます（**図 4**）．さらに変性が進むと，下位運動ニューロンはニッスル小体を失い，小さく萎縮します．萎縮した神経細胞は，増加したグリア細胞に取り囲まれ，処理されて消失します（「神経貪食現象」と呼びます）．その結果，神経細胞が消えた後の空虚なスペース（empty cell bed）が残ります（**図 5**）．

神経細胞の障害はⅠ型で最も強く，前根（**図 3**，脊髄神経への移行部）も萎縮します．但し第 3 ～第 5 頸髄の前角に存在する横隔膜を支配する横隔膜神経核は保たれます(**図 6**)．

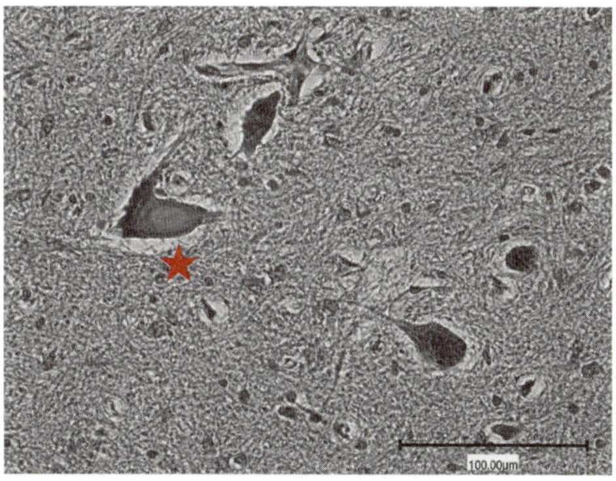

図 4　中心性虎斑融解

Ⅰ型患者の舌下神経核（HE 染色）．
変性した神経細胞（★）が，他の細胞に比べて胞体が膨れ，ニッスル小体も辺縁に分布していた．

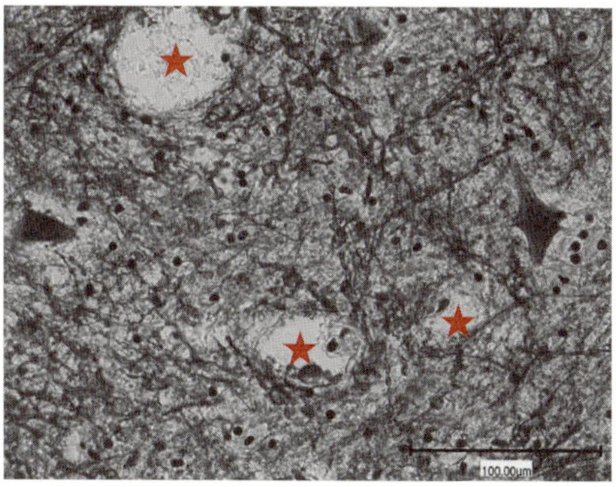

図 5　empty cell bed

Ⅰ型患者の頸髄の下位運動ニューロン（KB 染色）．
神経細胞が消えた後の空虚なスペース（★）．

FOOT NOTE

中心性虎斑融解（**図 4**）：神経が損傷すると，神経を出している神経細胞が膨れる軸索腫大が生じます．中心性虎斑融解もその一種です．

一方，Ⅱ型～Ⅲ型では，神経細胞消失の程度はⅠ型より軽く，変性過程の色々な段階が観察されます．人工呼吸器を装着しなかった筋萎縮性側索硬化症の患者さんで保たれる排便・排尿に関係する仙髄オヌフロビクツ核は，Ⅰ型では障害され，Ⅱ型で保たれます．

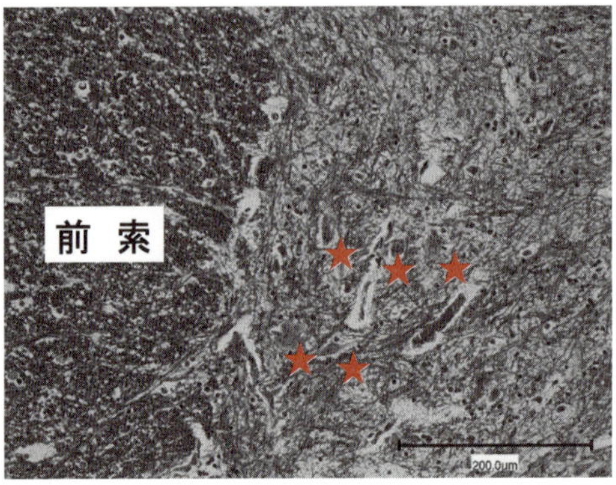
前 索
200.0μm

図6　横隔膜神経核

Ⅱ型患者の頸髄前角の横隔膜神経（KB 染色）．
前索に接して神経細胞（★）が残っていた．

下位運動ニューロン以外の病変

SMA では，萎縮した前根や後根に，横断面で円形なグリア線維の束（グリア束 glial bundle）がみられることが古くから知られています（**図7**）．かつてグリア束は下位運動ニューロン変性の原因ではないかと注目されましたが，現在は否定的です．

前述のごとく，筋萎縮性側索硬化症では上位運動ニューロンも障害されますが，原則的に SMA では保たれます．しかし，Ⅱ・Ⅲ型では，大脳皮質運動野の神経細胞や脊髄側索を下行する神経線維が減少し，上位運動ニューロンに軽度の変化が観察されます．さらに感覚神経の伝導路である後索にも変性がみられます（**図8**）．

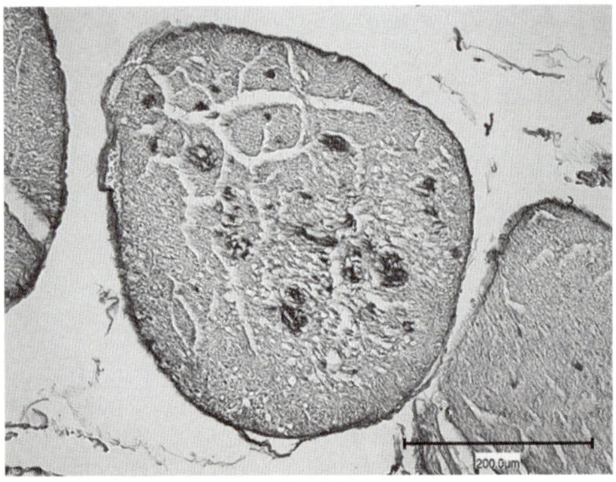
200.0μm

図7　グリア束

Ⅱ型患者の頸髄後根（グリア線維染色）．
正常ではグリア染色により染まらない後根の中に濃く染まるグリア束がみられる．

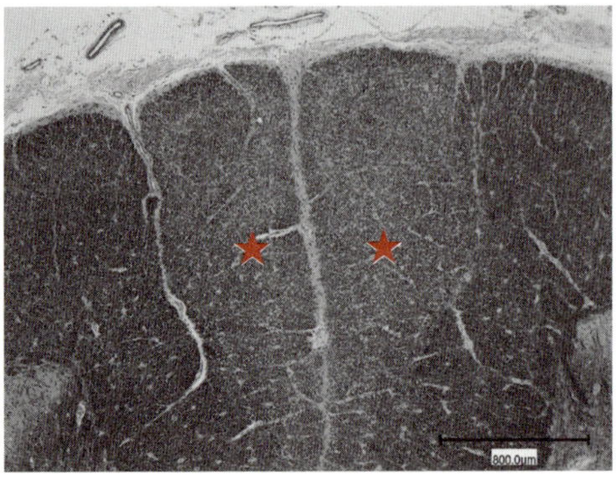
800.0μm

図8　後索の変性

Ⅱ型患者の頸髄後索（KB 染色）．
感覚神経伝導路の後索において，内側（★）が神経線維の減少のため，外側に比べ明るい．

視床の病変

一部のSMA患者さんでは，脳の深部にある視床（**図2**）の外側核に変性がみられることが知られています．我々の検討でも，下位運動ニューロンと同様に，視床の外側核にプログラムされた細胞死（「アポトーシス」と呼びます）が観察されました．さらに，人工呼吸器を装着したⅠ型の患者さんにおいて，頭部MRIでの視床の信号異常が認められました．人工呼吸器を装着して長期間，闘病されているⅠ型の患者さんでは，自律神経機能の異常など，運動障害以外の症状が高頻度に認められます．視床を含めた下位運動ニューロン以外の病変との関連が推定されています．

SMNタンパク質の低下との関係

モデル動物での所見や，胎児例を含めた多数のSMA剖検例での検討から，SMNタンパク質の低下により，子宮内での下位運動ニューロンの分化や発達，特に軸索の伸びが阻害され，上位運動ニューロンや骨格筋との接合がうまくいかなくなり，その結果，出生後に下位運動ニューロンの変性が生じる可能性が示唆されています．SMNタンパク質の低下がどのように下位運動ニューロンを障害するか明らかにできれば，治療法開発にも役立つので，さらなる研究成果が望まれます．

参考文献

1）宍倉啓子：Werdnig-Hoffmann病．朝長正徳，桶田理喜編集：神経病理学—基礎と臨床—．朝倉書店，pp260-263，1992
2）林　雅晴：脊髄性筋萎縮症—Werdnig-Hoffmann病とKugelberg-Welander病をめぐって．CLINICAL NEUROSCIENCE 17（3）：277-280, 1999
3）林　雅晴：脊髄性筋萎縮症2型．CLINICAL NEUROSCIENCE 23（5）：490-491, 2005
4）Simic G: Pathogenesis of proximal autosomal recessive spinal muscular atrophy. Acta Neuropathol 116: 223-234, 2008

（林　雅晴）

FOOT NOTE

SMNタンパク質：SMAの原因遺伝子がコードするSMNタンパク質は全細胞に存在しますが，下位運動ニューロンに最も多く発現します．

4−2 筋病理

SMA の基本的な筋病理は，脊髄前角細胞（運動ニューロン）の変性，脱落による神経原性筋萎縮です．発症時期，経過年数により，それぞれ特徴的な所見を示します．

筋病理の基本

ここで SMA の特徴を理解するために，筋病理の基本構造について述べます．骨格筋は筋膜と筋上膜という結合組織で包まれており，筋内部にも結合組織が入り込み，筋束（muscle fascicle）に分けています．筋束は数 10 本～数 100 本の筋線維を含んでいます．筋束の周囲の結合組織を周鞘（perimysium）と呼び，神経線維や血管も存在します．筋線維の直径は新生児では約 10 μm，成人では 60 ～ 80 μm です．個々の筋線維は周囲を非常にうすい結合組織である内鞘（endomysium）で囲まれています．筋線維はタイプ 1（赤筋，遅筋－持続力）とタイプ 2（白筋，速筋－瞬発力）に大別され，タイプ 2 線維はさらにタイプ 2A，2B，2C に分けられます．生検筋（上腕二頭筋，大腿四頭筋）では，タイプ 1，2A，2B がそれぞれ 1/3 ずつ，モザイク状に存在します．タイプ 2C 線維は未熟な筋線維で，1 歳以下の乳児では正常でも少数（5％以下）認められます．筋線維タイプの分化には神経が関連します．筋管細胞という未熟な筋線維（すべてタイプ 2C 線維）が神経支配を受けると，筋線維は太くなり，タイプ分化が始まります．支配する二次ニューロンの性質により，どちらのタイプに分化するかが決定されます．タイプ 2C → 1，あるいはタイプ 2C → 2A または 2B へと分化します．

Ⅰ型，Ⅱ型の筋病理

Ⅰ型，Ⅱ型の SMA においては脊髄前角細胞の広範な変性，脱落の結果，支配される筋線維は著明に萎縮し，大集団となります．筋線維束全体が萎縮した筋線維で占められることもよくみられる所見です（fascicular atrophy）．萎縮はタイプ 1，タイプ 2 線維ともにみられます．また直径が 30 ～ 60 μm と肥大した筋線維が散在性にあるいはグループをなして存在し，しかもこれらがすべてタイプ 1 線維であるという特徴を示します．しかしながら生後 1 か月以内に筋生検が施行された場合には，萎縮筋のみ認められ，肥大線維は認めない場合があります．筋線維は円形でⅢ型のように小角化は呈しません．またタイプ 1 あるいはタイプ 2 線維が群をなして存在するという筋線維タイプ群化（fiber type grouping）が特にⅡ型で認められます．前項で述べたように筋線維タイプの分化は神経細胞に支配されています．脊髄前角細胞が変性，脱落すると，生き残った神経細胞による神経再支配の結果，同じ筋線維タイプが集まったタイプ群化が認められると考えられています．肥大したタイプ1線維の意義は明らかではありませんが，成人発症の筋萎縮性側索硬化症やポリオでは肥大線維はタイプ1，タイプ2両者に認められることから，胎生期〜周生期での脱神経，神経再支配と何らかの関連をもつと考えられます．またタイプ2C線維も多く，早期に脱神経を受けた結果，未分化のまま残っていると考えられます．結合織は周鞘にごく軽度認める程度ですが，年長になると増加します（**図1**）．

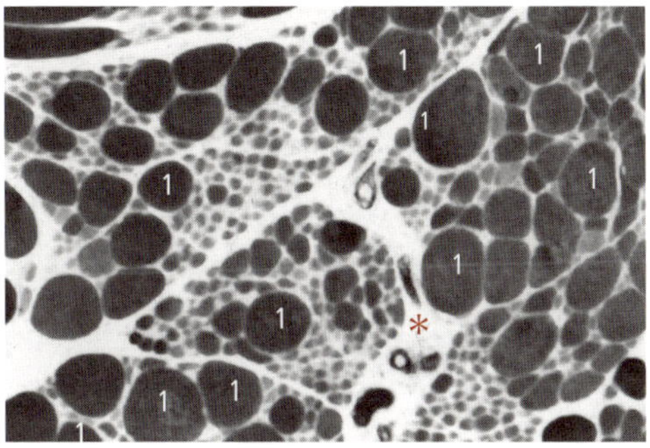
1
1
1
1
1
1
1
1
1
1
＊

図1　SMA Ⅱ型　ATPase PH4.6 × 100

萎縮した筋線維の大集団と，肥大したタイプ1線維（濃染，図中1の箇所）が群をなして認められる．間質の結合組織の増加は目立たないが，周鞘（図中＊，この染色では染色されない部分）はやや幅が厚くなっている．

Ⅲ型の筋病理

Ⅲ型の神経原性筋萎縮の所見は，萎縮し小角化した筋線維が散在性，あるいは小集団として認められますが，Ⅰ，Ⅱ型のような萎縮した筋線維の大集団は認められません．また筋線維タイプ群化もみられます．これらの神経原性所見に加えて，筋原性変化が混在す

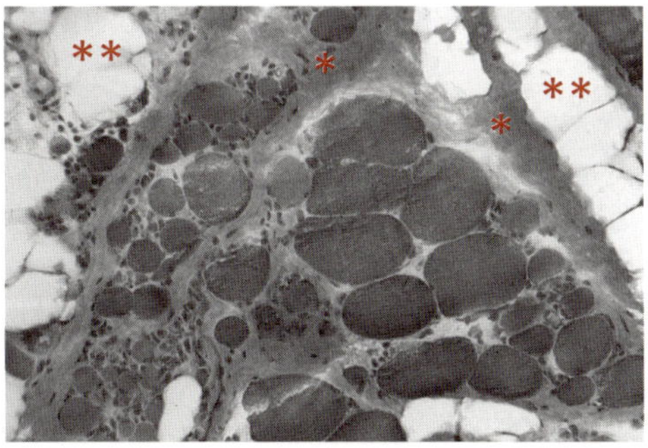
＊＊
＊
＊
＊＊

図2　SMA Ⅲ型　Gomori-trichrome 変法× 100

萎縮した筋線維の小集団と，肥大した筋線維の小集団が認められる．間質の結合織（＊）と脂肪（＊＊）の増加が目立ち，周鞘だけでなく，筋線維をとりまく内鞘の増加もみられる．

るのが特徴です．結合織や脂肪の増加，中心核，筋線維内の構築異常（渦状線維，target/targetoid 線維，虫食い像），時に壊死，再生も認められ，これらは筋ジストロフィーに類似した所見です（**図 2**）．これらの所見は，ゆっくり進行した脱神経と神経再支配を繰り返した結果と考えられています．軽症例では散在性に萎縮した筋線維がみられるだけという場合もあります．

参考文献

1）Dubowitz V, Sewry CA: Neurogenic disorders. In: Muscle biopsy. A practical approach. Saunders Elsevier, pp275-292, 2007

2）Sarnat HB: Denervation and reinnervation of muscle. In: Muscle pathology & histochemistry. Chicago, American society of clinical pathology, pp35-43, 1983

3）Osawa M, Shishikura K: Werdnig-Hoffmann disease and variants. In: Vinken PJ, Bruyn W, Klawans HL, eds: Handbook of clinical neurology, Vol 59. Elsevier science publishers Amsterdam, Elsevier science publishing Co., Inc. New York, pp51-80, 1991

4）埜中征哉：臨床のための筋病理 神経原性筋疾患 第 4 版．東京，日本医事新報社，pp210-225, 2011

（宍倉啓子）

5章 遺伝子疾患としてのSMA

5−1 小児期発症SMAの原因と病態は何ですか

SMN1 遺伝子と SMN タンパク質

小児期の SMA は，ほとんどの場合，*SMN1* 遺伝子変異が原因です．しかし，頻度は極めて稀ですが，*SMN1* 遺伝子以外の遺伝子に変異があって発病した SMA も報告されています．ここでは，*SMN1* 遺伝子産物である SMN タンパク質の機能・役割についてお話しします．

1995 年に SMA の責任遺伝子として *SMN1* 遺伝子が初めて報告された時には，SMN タンパク質の機能・役割については全く何もわかっていませんでした．SMN タンパク質はこれまでに報告されてきたどのタンパク質とも似ていなかったため，SMN タンパク質の機能・役割を類推することも困難だったのです．但し，SMA の主症状は運動ニューロンの変性・脱落と深い関係があるはずなので，SMN タンパク質は「運動ニューロンにのみ特異的に発現し，機能しているタンパク質」ではないかと予想されていました．

ところが，翌年（1996 年），当初の予想をくつがえす発表がありました．Liu，Dreyfuss らが，SMN タンパク質が HeLa 細胞に発現していることを明らかにしたのです．HeLa 細胞は，子宮頸癌で亡くなった 30 代黒人女性の腫瘍病変から分離され，株化された細胞です．SMN タンパク質は運動ニューロン以外の細胞でも発現していたのでした．

やがて，SMN タンパク質はヒトの様々な臓器，組織，細胞に広く発現しているタンパク質，いわゆるユビキタスなタンパク質であることが明らかになりました．そして，このことから，*SMN1* 遺伝子はハウスキーピング遺伝子であり，SMN タンパク質はハウスキーピングタンパク質ではないかと考えられるようになりました．ハウスキーピング遺伝子と

FOOT NOTE

発現：遺伝子情報に基づいて合成され，存在することを意味する専門用語です．

は，いろいろな組織で，常に，細胞の維持・増殖に不可欠な mRNA やタンパク質を発現している遺伝子を指します．ハウスキーピングタンパク質とは，ハウスキーピング遺伝子産物であり，細胞の維持，増殖に不可欠なタンパク質です．

近年，SMN タンパク質は様々なパートナータンパク質と結合して複合体を作っていることが証明され，様々な細胞活動に関与していることが明らかにされてきました．SMN タンパク質のパートナータンパク質は RNA と結合する能力をもったタンパク質であることが多く，このことから，SMN タンパク質は RNA 代謝に深く関わっていることが予想されます．現在，SMN タンパク質は，低分子量リボ核タンパク質合成，運動ニューロン軸索における RNA 輸送などで重要な役割を果たしていることが知られています．

SMN タンパク質と低分子量リボ核タンパク質合成

まず，低分子量リボ核タンパク質（以下 snRNP と略します）を説明します．ヒトでは，どのタンパク質も，セントラル・ドグマと呼ばれている過程を経て合成されます．セントラル・ドグマとは，あるタンパク質の設計図をコードしている DNA の情報に基づいてプレ mRNA（前駆体 mRNA とも呼ばれます）が合成され，プレ mRNA はさらにスプライシング（☞ 1 章 2 頁 FOOT NOTE）などの加工処理を受けて mRNA にまで成熟し，その mRNA の情報に基づいて目的のタンパク質が合成されるまでの，一方向性の流れを指します．このうち，スプライシングを担当する装置が，スプライソソームです．スプライソソームに含まれる snRNP が，イントロンを認識し，エクソン同士の連結を触媒する機能をもっているのです．snRNP は，低分子量リボ核酸（snRNA），Sm コアタンパク質，およびその他のタンパク質の複合体です．もし snRNP がうまく合成されないとしたら，どこかの遺伝子のスプライシングに不都合が生じるはずです．

この 15 年の間に，SMN タンパク質が snRNP 合成に関わる重要な因子であることが明らかになりました．現在，SMN タンパク質は，SMN/Gemin 複合体として，snRNP の合成と輸送に深く関与していることが知られています．SMN/Gemin 複合体とは，SMN タ

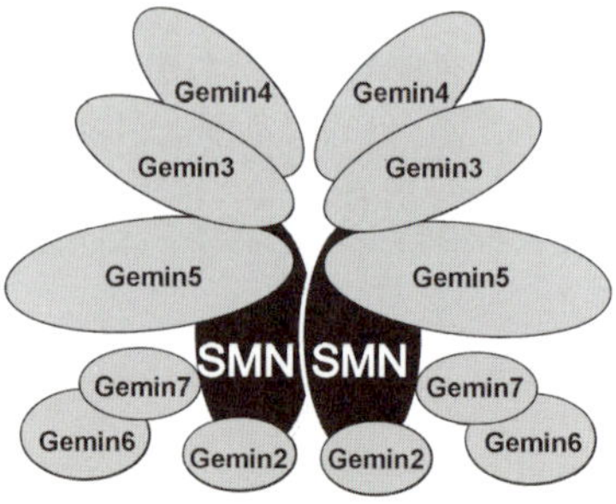
Gemin4
Gemin4
Gemin3
Gemin3
Gemin5
Gemin5
SMN
SMN
Gemin7
Gemin7
Gemin6
Gemin6
Gemin2
Gemin2

図 1　SMN/Gemin 複合体

ンパク質の周りにGeminタンパク質が結合してできた構造物です（**図1**）．SMNタンパク質の欠損は，snRNP合成を阻害し，結果的にどこかの遺伝子のスプライシング異常を引き起こします．そして，途中の道筋は未だ不明な点が多いのですが，最終的に運動ニューロンの変性・脱落につながるのだと考えられています．

snRNP合成・輸送の流れを**図2**に示します．snRNPという視点でみると，SMA患者さんでは，運動ニューロンのみならず，他の臓器においてもsnRNP合成がうまくいかないと思われます．すなわち，SMA患者さんでは，運動ニューロン以外の組織でも異常が出現し，運動機能障害や筋力低下以外の症状が出現する可能性があるということです．したがって，SMA患者さんを診る医師は，運動ニューロン障害と関連がないと思われる症状についても，十分な注意を払う必要があります．

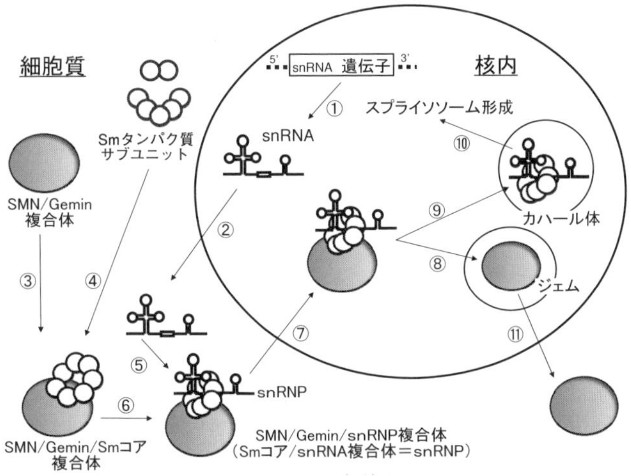
細胞質
核内
5'
snRNA 遺伝子
3'
①
スプライソソーム形成
Smタンパク質
サブユニット
snRNA
⑩
SMN/Gemin
複合体
⑨
カハール体
②
⑧
ジェム
③
④
⑦
⑪
⑤
snRNP
⑥
SMN/Gemin/Smコア
複合体
SMN/Gemin/snRNP複合体
（Smコア/snRNA複合体＝snRNP）

図2　snRNP合成・輸送過程

①②．snRNAの核外輸送：核内でsnRNA遺伝子の情報に基づいて合成されたsnRNAは，様々に加工されたあと，核外（細胞質）へ輸送される．
③④．Smコアタンパク質形成：細胞質のSmタンパク質サブユニットは，SMN/Gemin複合体の上でリングを形成し，Smコアタンパク質となる．
⑤⑥．snRNP形成：Smコアタンパク質は，SMN/Gemin複合体の上で，細胞質のsnRNAと結合し，Smコアタンパク質/snRNA複合体すなわちsnRNPが形成される．
⑦．snRNPの核内輸送：SMN/Gemin複合体は，snRNPを核内へ輸送する．
⑧⑨．snRNPの解離：核内でSMN/Gemin複合体とsnRNPは解離する．SMN/Gemin複合体はジェムに蓄積され，snRNPはカハール体に蓄積される．
⑩．スプライソソーム形成：カハール体にいったん蓄積されていたsnRNPは，さらに別の核内サブドメインに移って，加工され，最終的にスプライソソームに組み込まれる．
⑪．SMN/Gemin複合体の核外輸送：核内のSMN/Gemin複合体は再び細胞質に戻っていく．

SMN タンパク質と運動ニューロン回路形成

上述した snRNP 合成以外にも，SMN タンパク質は RNA 結合タンパク質と共同して複合体を形成し，細胞の機能を維持するために何らかの役割を果たしているのは確かです．最近，SMN タンパク質が，運動ニューロンの伸長や，運動ニューロンと骨格筋の関係の構築に密接に関わっていることもわかってきました．

脊髄前角運動ニューロンは，細胞体，樹状突起，軸索の 3 つの部位に分けて考えることができます．細胞体には核があり，核内の DNA に遺伝情報が詰め込まれています．樹状突起には上位運動ニューロン（細胞体は大脳皮質にあります）からの神経インパルスを受け取る装置があります．軸索には遠方の骨格筋へ神経インパルスを送るための装置が備わっています．軸索の末端（神経終末）は，骨格筋に接合し，神経筋接合部（神経筋シナプス）を形成します．

さて，運動ニューロンの回路形成の過程，すなわち，軸索が伸長し（経路形成），骨格筋と結合する（神経筋接合部形成）までの過程で最も大きな役割を果たすのは，軸索の先端にある成長円錐です．成長円錐は，正しい経路を選択して伸長していくという仕事と，正しい標的を認識して結合するという仕事をしているのです．成長円錐の内部では，軸索輸送によって運ばれてきた mRNA の情報に基づいて，新たにタンパク質が合成されます．近年，SMN タンパク質は，mRNA と結合するいろいろなタンパク質（hnRNP-Q／R や ZBP などの RNA 結合タンパク質）と共同して，mRNA の軸索輸送に関わっていることが明らかになりました（**図 3**）．

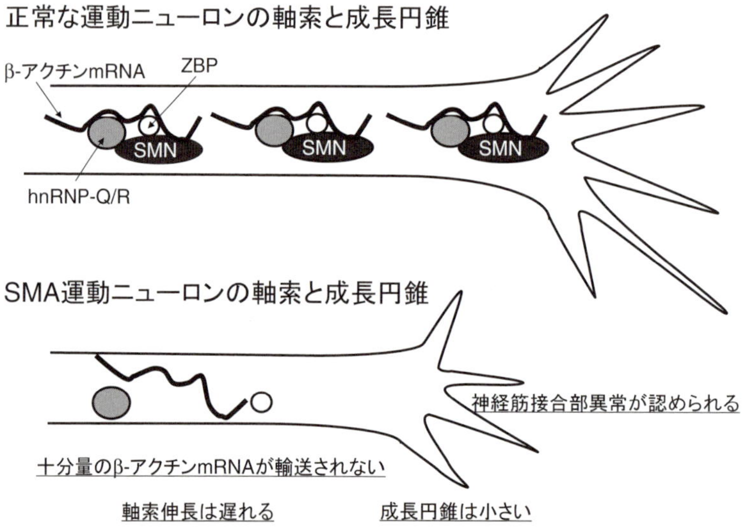
正常な運動ニューロンの軸索と成長円錐
β-アクチンmRNA
ZBP
SMN
SMN
SMN
hnRNP-Q/R
SMA運動ニューロンの軸索と成長円錐
神経筋接合部異常が認められる
十分量のβ-アクチンmRNAが輸送されない
軸索伸長は遅れる
成長円錐は小さい

図 3　運動ニューロンの軸索と成長円錐

*SMN*に相当する遺伝子（*Smn*）をノックアウトして作成されたSMAモデル動物では，軸索の伸長が悪く，成長円錐も小さいことが報告されています．また，成長円錐内でのβ-アクチンmRNA，β-アクチンタンパク質の分量が少なくなっていることも報告されています．これらのことから，SMAモデル動物では，SMNタンパク質が極めて少ないために，軸索内のRNA輸送も，成長円錐でのタンパク質合成も障害されていることがわかります．また運動ニューロンの成長円錐が十分に機能しないので，正常な神経筋接合部形成も行われていません．正常な神経筋接合部形成が行われないということは，その運動ニューロンは骨格筋との適切な関係を構築できないということです．SMAの運動ニューロンは，骨格筋との適切な関係を構築できないために，変性・脱落していくのだろうと想像できます．また，SMAの骨格筋の方も，運動ニューロンとの適切な関係を構築できないために，機能的ではない小径筋線維が多数を占めることになるのでしょう．

まとめ

SMNタンパク質の欠損が大きな意味をもつ小児期のSMAについては，snRNP合成障害と運動ニューロン回路形成障害が病気の発症に関わっていると考えてよいと思います．しかし，SMAの病態についてはわからないことがまだまだ多くあります．最近，SMNタンパク質がRho-キナーゼ経路に関わっていることが明らかにされました．Rho-キナーゼ経路はアクチン細胞骨格を制御しているシステムで，神経軸索の伸長や神経筋接合部の形成，骨格筋の成熟に関与しています．SMAモデルマウスにRho-キナーゼ阻害剤を投与すると，SMNタンパク質の発現は変わらないのですが，症状の軽減が認められ，生存期間が延伸しました．SMAの分子病態の解明に一層の努力がなされる必要があります．分子病態の解明が進み，発症機序をさらに深いレベルで理解できるようになれば，より的確な治療も可能になると期待できるからです．

参考文献

1）西尾久英，斉藤利雄，森川　悟，山本友人，Dian Kesumapramudya Nurputra，寶田　徹，竹内敦子，西村範行，竹島泰弘，松尾雅文：小児医学最近の進歩　脊髄性筋萎縮症とSMN蛋白と低分子量リボ核蛋白合成．小児科　52（11）：1535-1542, 2011

2）Coady TH and Lorson CL: SMN in spinal muscular atrophy and snRNP biogenesis. WIREs RNA 2: 546-564, DOI: 10.1002/wrna.76, 2011

3）Bowerman M, Murray LM, Boyer JG, Anderson CL, Kothary R: Fasudil improves survival and promotes skeletal muscle development in a mouse model of spinal muscular atrophy. BMC Medicine 10: 24 DOI:10.1186/1741-7015-10-24, 2012

（西尾久英）

5−2 成人発症SMAの原因と病態は何ですか

成人発症 SMA の分類上の位置づけについて

成人で発症し，進行性に悪化する下位運動ニューロン障害について，従来は脊髄性進行性筋萎縮症（spinal progressive muscular atrophy: SPMA）あるいは単に進行性筋萎縮症（progressive muscular atrophy: PMA）という診断が行われておりました．この疾患の独立性については議論があり，筋萎縮性側索硬化症の特殊なタイプとする考えもありますが，経過中に上位運動ニューロン障害を示す症状が認められず，かつ進行も非常にゆっくりである場合も確かに存在し，このような症例に SPMA/PMA という診断がなされてきました．

また *SMN* 遺伝子の変異が原因である小児発症の脊髄性筋萎縮症（spinal muscular atrophy: SMA）と成人発症の脊髄性進行性筋萎縮症（SPMA）を合わせて，「広義の SPMA」と呼んでいましたが，海外の教科書や論文では，「広義の SPMA」という病名は用いられておらず，「広義の SMA」と呼ばれています．そこで，国際的に統一を図るために，わが国でも SPMA の病名に代わって，小児，成人発症の脊髄前角病変によって起こる進行性の筋萎縮症に対して SMA と呼ぶことになり，成人発症の SMA はⅣ型に分類されることになりました．

成人発症 SMA の原因と病態の解明に向けて

SMA の原因として，乳幼児期発症のⅠ，Ⅱ型については 95％以上，小児期発症のⅢ型の 40 ～ 50％に *SMN1* の欠失が認められ，常染色体劣性遺伝を示します．一方，成人発症の SMA では孤発性（家族・親族内で一人のみ発病）の場合が多く，遺伝性を示す場合でも常染色体優性遺伝，常染色体劣性遺伝，X 連鎖性遺伝いずれの報告もあります．その上，*SMN* の遺伝子変異は稀にしかみられず，成人発症の SMA の原因は実に様々だと考えられています．

論文で報告された *SMN* 遺伝子変異が確認されている 21 症例の成人発症 SMA の臨床像をみてみますと，半数に家族歴があり，多くは 35 歳以下で発症し，ほぼすべての患者さんで両下肢の骨盤に近い筋の脱力と萎縮が最初の症状であり，症状の点では比較的均一といえます．しかし，以前に PMA と診断されていた症例の臨床症状では，通常，手や上肢の遠位筋の筋萎縮，筋力低下で発症することが多く，遺伝歴もはっきりしないことが多いとされており，この点を鑑みても，成人発症 SMA の病因，病態の多様性を示していると考えられます.

前に述べたようにSMAが脊髄の運動神経細胞（下位運動ニューロン）の脱落で起こる進行性の筋萎縮症と定義され，1章3頁の表1，5頁の表2で記述されているようなSMAの診断基準がありますが，下位運動ニューロンの軸索だけが侵される病気（運動ニューロパチー）との区別はできません．したがって，診断基準を満たしてSMAと診断された症例の中には運動ニューロパチー（遺伝性のものと自己免疫性のものとがあります）が含まれている恐れがあります.

遺伝性を示し四肢の末端の筋脱力，萎縮で発病することが多い運動ニューロパチー（hereditary motor neuropathy: HMN）や遠位型脊髄性筋萎縮症（distal SMA）の原因となる遺伝子も**表1**に示したように多数見い出されてきており，今後SMA Ⅳ型と診断された症例の遺伝子を調べることで，その症状の特徴や病因が明らかとなってくるものと思われます.

表1　遺伝性運動ニューロパチーと遠位型脊髄性筋萎縮症の原因遺伝子

	原因遺伝子	遺伝子座	遺伝形式
遺伝性運動ニューロパチー（hereditary motor neuropathy: HMN）			
1	不明	7q34	常染色体優性
2A	*HSPB8*（*HSP22*）	12q24	常染色体優性
2B	*HSPB1*（*HSP27*）	7q11	常染色体優性/劣性
2C	*HSPB3*（*HSPL27*）	5q11	常染色体優性
5A	*GARS*	7p15	常染色体優性
5B	*BSCL2*	11q13	常染色体優性
6	*IGHMBP2*	11q13	常染色体劣性
7A	不明	2q14	常染色体優性
7B	Dynactin	2p13	常染色体優性
CMT2O	*DYNC1H1*	14q32	常染色体優性
HMSN-P	不明	3q13.1	常染色体優性
遠位型脊髄性筋萎縮症（distal SMA）			
1	*IGHMBP2*	11q13	常染色体劣性
2	不明	9p21	常染色体劣性
3	不明	11q13	常染色体劣性
4	*PLEKHG5*	1p36	常染色体劣性
5	*DNAJB2*（*HSJ1*）	2q35	常染色体劣性

参考文献

1）難病情報センターHP：http://www.nanbyou.or.jp/
2）中野今治，他：成人型脊髄性筋萎縮症と考えられる当科症例の臨床像と遺伝学的背景の検討．厚生労働科学研究費補助金（難治性疾患克服研究事業）神経変性疾患に関する調査研究班　平成23（2011）年度　総括・分担研究報告書．
3）Norris FH: Adult progressive muscular atrophy and hereditary spinal muscular atrophies. In : Handbook of Clinical Neurology（Vinken PJ, et al, eds）Elsevier, Amsterdam Vol 59, pp13-34, 1991
4）Rossor AM, et al: The distal hereditary motor neuropathies. J Neurol Neurosurg Psychiatry 83: 6-14, 2012

（森田光哉）

5−3 遺伝子検査はどのようなことをするのですか

SMAの遺伝子が明らかになったことにより，遺伝子診断が可能になりました．遺伝子検査は採血により得られた細胞からDNAを取り出して解析します．症状や経過からSMAの可能性がある場合に，筋電図や筋生検などの小児にとって侵襲的な検査より優先して遺伝子検査を実施し，確定診断をすることが可能になりました．*SMN1* 遺伝子と *SMN2* 遺伝子の配列の違いは，エクソン7とエクソン8における5塩基のみです．遺伝子検査では，

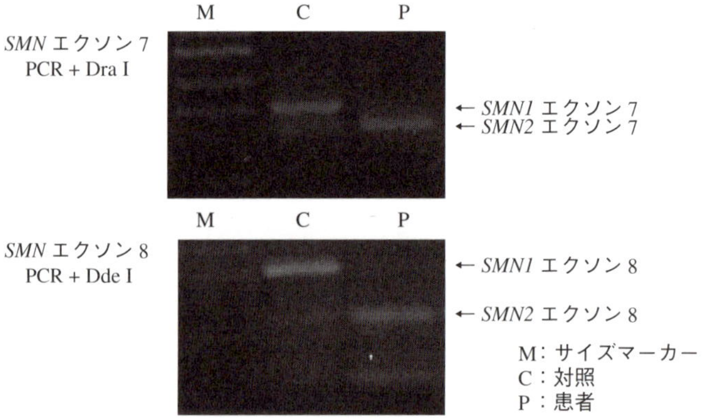
M C P
SMN エクソン7
PCR + Dra I
← *SMN1* エクソン7
← *SMN2* エクソン7
M C P
SMN エクソン8
PCR + Dde I
← *SMN1* エクソン8
← *SMN2* エクソン8
M：サイズマーカー
C：対照
P：患者

図1a SMAの原因遺伝子 *SMN* 遺伝子検査

DNAをPCR増幅し，制限酵素Dra I（上），またはDde I（下）で処理して，*SMN1* エクソン7（上），エクソン8（下）の欠失を判定．

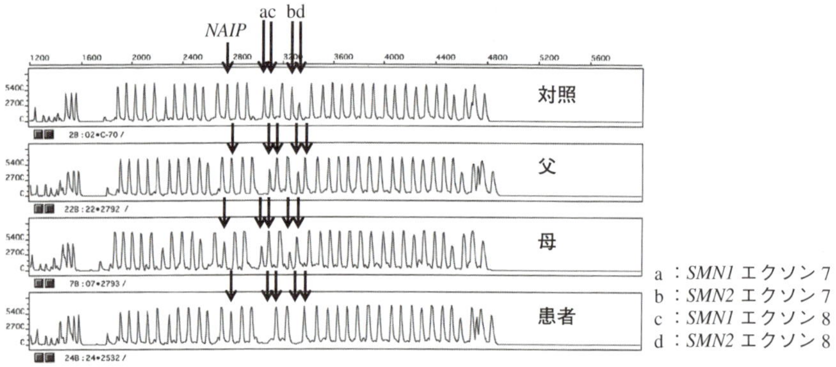
NAIP
ac
bd
対照
父
母
患者
a：*SMN1* エクソン7
b：*SMN2* エクソン7
c：*SMN1* エクソン8
d：*SMN2* エクソン8

図1-b multiplex ligation-dependent probe amplification（MLPA）法による *SMN1*, *SMN2*, *NAIP* 遺伝子解析

対照と比べて，患者では *SMN1* エクソン7，8のシグナルが認められない．父，母ではシグナルが半分量である．

FOOT NOTE

エクソン：DNAにおいてタンパク質の配列を決める重要な部分です．

その5塩基だけの違いを利用して，*SMN* 遺伝子のエクソン7とエクソン8をそれぞれ独立にポリメラーゼ連鎖反応（PCR）増幅し，産物をそれぞれ制限酵素のDra Ⅰと Dde Ⅰで処理して *SMN1* 遺伝子と *SMN2* 遺伝子を区別する方法が一般的に用いられています．**図1a** のように，患者さんではエクソン7やエクソン8のシグナルが認められないことから欠失と判断します．

このほかにMLPA法により *SMN1* 遺伝子と *SMN2* 遺伝子の各エクソンを調べることもできます（**図1b**）．

SMAと診断された人の皆が *SMN* 遺伝子検査により診断されるのではありません

SMN 遺伝子検査により，SMA 322家系のうち252家系（78%）で欠失が認められました．**図2** のように，Ⅰ型からⅣ型で *SMN* 遺伝子欠失の認められる割合は下がります．すなわち，発症が遅い型ほど，他の原因遺伝子による可能性があります．*NAIP* 遺伝子のエクソン5，6の欠失は，322家系中59家系（18%）であり，発症が早い型ほど欠失の割合が高く，重症ほど欠失の範囲が広いと考えられます．

一方，*SMN1* 遺伝子のエクソン7のみの欠失と考えられていたSMAのⅡ型やⅢ型の例において，*SMN1* 遺伝子のエクソン7の1塩基が *SMN2* 遺伝子のエクソン7の配列に変換されていたことが明らかになりました．したがって，これらの症例の *SMN1* 遺伝子のエク

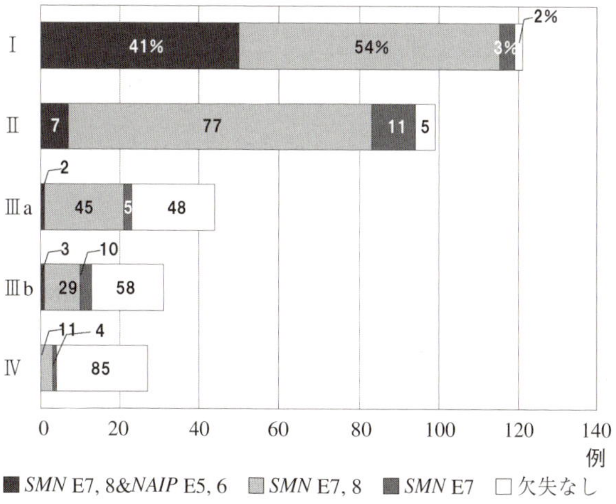
Ⅰ
41%
54%
3%
2%
Ⅱ
7
77
11
5
Ⅲa
2
45
5
48
Ⅲb
3
10
29
58
Ⅳ
1
1
4
85
0
20
40
60
80
100
120
140
例
SMN E7, 8&NAIP E5, 6
SMN E7, 8
SMN E7
欠失なし

図2　SMA患者さんにおける *SMN*，*NAIP* 遺伝子欠失の割合
（Ⅲ a, Ⅲ b については☞ 2章7頁）

FOOT NOTE

MLPA（multiplex ligation-dependent probe amplification）法：特定の遺伝子領域に変異（欠失・重複）などを検出するために，その領域と反応するように設計されたプローブについて，一度に約40種類の反応により検出することができます．

ソン7は欠失していたのではなく遺伝子変換されていて，軽症のⅡ型，Ⅲ型では*SMN1*遺伝子のエクソン7が*SMN2*遺伝子のエクソン7に変換されることによって症状が軽症である例も存在すると考えられます．

SMA患者さんの皆が*SMN*遺伝子変異を原因とするとは限りません．原因遺伝子が未知のSMAにおいては，次世代シーケンサなどの遺伝子解析研究の進歩により明らかになることが期待されます．

参考文献

1）Lefebvre S, Bürglen L, Reboullet S, et al: Identification and characterization of a spinal muscular atrophy-determining gene. Cell 80: 155-165, 1995
2）Ito M, Saito K, Du J, et al: Phenotype-Genotype Correlation in Japanese Spinal Muscular Atrophy Patients: Analysis of DNA and mRNA of the *SMN* Gene. J Tokyo Wom Med Univ 74: 167-178, 2004
3）斎藤加代子，伊藤万由里：脊髄性筋萎縮症の遺伝子診断．神経内科 69: 528-532, 2008

（齋藤加代子・相楽有規子）

6章 SMAと診断されたとき
−遺伝カウンセリングを含む心理社会的支援について−

病名を告知されたとき

お子さんが，あるいは自分の症状が「脊髄性筋萎縮症の可能性が高いでしょう」と告げられたとき，頭の中は真っ白になり，それ以後の医師からの言葉がどのようなものであったかよくわからなかった，という感想を聞くことはよくあります．

診断を告知された直後には誰もが衝撃を受け，悲しみと絶望の底に突き落とされた心境になります．そのような状況から立ち直り，治療へ積極的に取り組めるようになるには時間がかかることがわかっています．たいていの人は同じような心のプロセスを辿ります．Drotarという研究者は先天的な疾患をもって生まれた子どもの親の感情を5つのプロセスに分けて説明しています．

まず，診断当初はショックを受け，動揺し，理性的な行動が取れない時期（ショック期）があります．診断告知はあまりに急な出来事で，その事態を冷静に対処することが難しくなります．無気力になり，日常生活が通常通りいかなくなるかもしれません．次に「夢であってほしい」と思ったり，病気を否定したりする時期（否認期）が訪れます．そして，病気を認めざるを得なくなり，悲しみと怒りの感情が湧き上がります．「なぜ自分の子どもだけがこのような目にあわなければならないのか」，「自分たちだけになぜこんな不幸が起きるのか」，という悲しみや疑問が起こってきます．また，その後のことに不安を感じたり，不安定になる時期（悲しみと怒りの不安期）でもあります．この段階を乗り越えると，病気を受容して適応していこうとする感情が出てきます（適応期）．そして，すべての病気に関することを積極的に取り組もうと考え，病気を抱えて生きることに意味を見い出します（再起期）．この病気を受容して適応する時期に至るには，人により数週間，数か月，あるいは数年と様々だといわれています．このような過程を乗り越えるには，無理に感情を抑え込んだり，その感情をなかったことのようにふるまうことは逆効果になります．悲嘆は人間にとって正常な反応で，泣いたり，悲しんだり，落ち込んだりする行動は自然であることを知っておいてください．このような様々な気持ちを身近な人に表現できることが大切です．家族や親戚，友人などが浮かぶと思いますが，医療機関のスタッフも感情の整理の手伝いができるメンバーの一人であることを心に留めておいていただけるとよいと思います．

自分の気持ちの整理に，心理支援の専門家を訪れるのも一つの方法です．臨床心理士，遺伝カウンセラー，ソーシャルワーカーなど，医療機関には様々な専門家がいます．どのようなことを相談したいかによって，かかりつけの先生やSMA家族の会（☞ 13・14章）に聞いてみるのもよいでしょう．

遺伝カウンセリングを受ける

疾患のこと，遺伝のことなどを詳しく知りたいと思ったら，遺伝カウンセリングを受けるという方法があります．

遺伝カウンセリングでは，遺伝性疾患についての全体像や症状に関しての専門的な情報を得ることができます．そこから，患者さんやご家族が知りたい内容を整理し，様々な選択肢について十分に考え，自身の選択をし，行動できるように話し合うプロセスです．

日本では，2012年1月現在76の大学病院を含む91医療施設に遺伝カウンセリングを受けられる外来があります．担当するのは，臨床遺伝専門医や遺伝カウンセラー，看護師などで，遺伝性疾患について詳しい知識をもっています．遺伝性疾患は多様な領域にわたっており，複数の科が関わる疾患も珍しくありません．そのため，各科の専門家がチームとして関わることが必要な場合が多くあります．

遺伝カウンセリングは通常，次のような流れ（**表1**）で行われます．

以下では，具体的な内容を，お子さんがSMAと診断されたご家族の例を挙げて考えようと思います．

表1　遺伝カウンセリングの流れ

遺伝カウンセリング	内容
予約	相談内容・目的，同伴者の確認 疾患についての資料収集
↓ スタッフ打ち合わせ	遺伝子検査の可能性，実施施設など確認
↓ 初回	発端者の遺伝情報，医学情報の聴取， 家系図作成，診断の確認 遺伝医学的な情報提供
↓ カンファランス	症例検討
↓ 2回目以降	発端者情報の補遺的聴取 遺伝医学的な情報提供
↓ フォローアップ	

初回の遺伝カウンセリングでは，主に相談したい内容を確認します.「病気について，遺伝子治療も含めた今後のことが知りたい」という場合もありますし,「上の子も同じ症状が出るのか聞きたい」という場合もあるでしょう．あるいは「次の子どもを希望しているので検査が可能かどうか知りたい」と来院されることもあります．ご家族によって，知りたい，相談したいことは異なりますので，内容に合わせた情報提供がなされます.

また初回には，ご家族の状況を理解するために三世代くらいまでの家系の方についてお話を伺ったり，診断に至るまでのお子さんの症状について具体的な経過を聞くようなこともあります．原因遺伝子に関する内容や遺伝形式に関しては型に関係なく，おおむね同じ内容であると思いますが，Ⅰ型であれば，呼吸管理や栄養，あるいは言語のコミュニケーションに関する情報をより多く得たいと考えられると思います.

特に，次のお子さんの出生前診断を希望する場合には，倫理的な問題を含み，より細かい配慮が必要になります．また，ご両親それぞれの考え，思いをよく伺うことが大切になります．現在，SMA の出生前診断は，遺伝医学関連 10 学会が 2003 年 8 月に提出している遺伝学的検査のガイドラインを基準とし,「夫婦のいずれもが新生児期もしくは乳幼児期に発症する重篤な常染色体劣性遺伝病のヘテロ接合体の場合」に合致すると判断されます．東京女子医科大学では, SMA Ⅰ型, Ⅱ型に関しては倫理委員会の審査を通過しており，技術的には出生前診断が可能な状態となっています.

妊娠中に次のお子さんに疾患があるかどうか調べるためには，SMA の症状をもつ人の遺伝子変異が判っていることが前提になります.

出生前診断は，妊娠してから慌てて相談するのではなく，あらかじめ家族の今後の生活を含めて十分な話し合いをもつことが大切です．常染色体劣性遺伝性疾患ですから，1/4（25%）の確率で次子も同じ病気の可能性があります．同じ病気だと診断されたときに，妊娠を継続するか，中断するか，という重い選択をしなければなりません．時間のない中で慌てて決めていくより，時間をかけて自分達の考えをまとめることが必要になると思います．疑問があれば，専門家に確かめ，自分達の意見をまとめていく，それが遺伝カウンセリングの本質になります．遺伝カウンセリングは 1 回で終了の場合もあれば，何回も継続する場合もあります．それぞれのご家族により，納得のいくまで話し合いがもたれることになります.

社会とつながりをもつ

現代は通信機器も発達し，インターネットというこれまでにはなかったコミュニケーションツールが存在します．SMA の最新情報を取り入れることができ，図書館で本を調べるように自分の知りたい情報にアクセスができるようになりました（☞ 14 章）.

今まで地域に相談できる相手がいなかった人達もインターネットを通じて連絡ができるようになっています．SMA 家族の会や難病ネットワークでは，居住地が近い人を紹介できるシステムをもっています．同じような悩みを共有したり，解消することができると思います．お子さんが集団生活に入る年齢になると，地域とつながり，情報を得ることも重要になると思います．SMA 患者さん達は知的な側面で優れており，社会的に活躍している人も多くおられます．その人らしく，主体的に生活できるようにしていくこと，そのために様々な社会資源を活用しながらより良い生活を目指していくことは大切な視点だと考えられます．

SMA と診断された兄弟姉妹とともに

自分の兄弟姉妹に障がいがあると，子どもたちはいつ頃から意識し始めるのでしょうか（本章では以後，障がいがあるお子さんを「同胞」，兄弟姉妹を「きょうだい」と記します）．

およそ 1 歳半から 3 歳までに，同胞に障がいがあると認識し，幼児期までには気づき始めることがわかっています．障がいに気づき始めるきっかけや時期については，同胞の障がいの種類や程度などと関係しているとされ，同胞の障がいが重いために，親がかなりの時間を費やし，きょうだいと関わる時間が少ない場合などにおいては，きょうだいが同胞の障がいに気づく時期が早まるようです．

親がきょうだいに対しても，理解の程度に合わせて，同胞の疾患についての知識と対応の仕方をきちんと伝えることが大切です．両親がきょうだいに同胞の病気や障がいのことを詳しく説明しており，きょうだいが同胞の病気や障がいについての知識があると，きょうだい仲が良かったり，きょうだい達が様々な環境により適応的だということがわかっています．

きょうだいの病気をきちんと知らないと，例えば，自分も同じように歩けなくなってしまうのかなど，不必要な不安や恐れをもつこともあります．疾患についての適切な情報を与えられることによって，不安や恐れが軽減するとともに，障がいに対しての理解も深まり，同胞の障がい受容にもつながります．そのためには親も子どもの疾患について説明できなければなりませんし，きょうだいに話すということは，疾患をもつ本人への告知もきちんと行っていることも重要なポイントになります．本人が知らないことをきょうだいだけが知っている，あるいはその逆もバランスがよくありません．本人が知らない場合には，きょうだいの心の負担を重くし，親の協力者であろうと過度に良い子どもになろうとするかもしれません．

本人やきょうだいにどのタイミングで，どのように話すかは，それぞれの家族の状況や本人の知りたい度合い，あるいは受け止め方によります．受診をしているかかりつけの先生や学校の先生などにも相談をして，話を進めていくとよいでしょう．

きょうだいがもちやすい特有の悩みには「恥ずかしいという思い」「罪悪感」「孤独感」「正確な情報の欠如」「将来の不安」などがあるとされています．

恥ずかしさは小学生期以降，友達や周りの目を気にする時期に起こりえますが，年齢が上がるにつれて自然に解消していく場合が多いといわれています．きょうだいの気持ちも受け止めてあげながら，ゆっくり話し合うことが必要です．

きょうだいに対する罪悪感は，きょうだいの病気を自分の責任だと思いこんでしまったり，自分だけが友達と遊びに行くことができることに罪の意識をもったりすることです．きょうだいの責任ではないことについて繰り返し話をしていくことが大切です．同胞にだけでなく，両親に対しても自分だけ自由にしていることでの後ろめたさなどを感じることがあります．

孤独感については，周囲の人の関心が病気のある同胞に集中すると，悩みや不安がいつまでも解消されず，自分だけ仲間外れだと感じてしまうようなことが起こります．誰にも相談できずに孤立してしまうのは，さらに葛藤を大きくします．両親に比べて，きょうだい達が自分達の想いを話せる機会はとても少なく，それ故に周囲の大人は心を配る必要があると考えられます．きょうだい支援の取り組みとして，シブショップ（sibling workshop の略）と呼ばれるきょうだい参加型のワークショップが開かれるようになったり，きょうだい同士で支え合うようなセルフヘルプグループが組織されたりしています．きょうだいサポートのあり方にも少しずつ進歩がみられています．

このように，きょうだいの位置づけを親の養育代行者や支援者という立場で考えていく観点から，当事者としてきょうだいを捉える方向に変化してきています．

また，きょうだい達は自分達の将来への漠然とした不安や結婚のこと，親が亡くなった後の心配などが青年期や成人期に具体化するといわれています．難しい問題ではありますが，将来設計についても話し合う機会をもち，ある程度の見通しをたてていくことが有効になってきます．親や周囲の大人が一緒に考えていく姿勢を示すことできょうだい達も安心していきます．

今まできょうだいに目を向けていなかったことに同胞やその他の家族が自責の念をもたないようにして頂きたいと思います．きょうだいをサポートしようということは，ひいてはその同胞や家族が抱えている不安を解消し，お互いに良い影響を与えあうことにもつながると思います．

同胞が障がいをもつことで，きょうだいには責任感の強さや忍耐力があるなど，人格的な側面の成長についてのプラスもあることがわかっています．また他者を思いやる気持ちや感性を身につけていることも多く，福祉や医学，教育などの分野への興味をもつことが少なくありません．そのような場合には幼いときから同胞のケアをする経験が役に立ちます．

SMAとともに

家族の一員の発病や入院は本人のみならず，家族全体が様々な苦難に直面することになります．時には家族だけでは，あるいは一人では耐えるのが難しいこともあると思います．SMAと同じように筋力が低下するデュシェンヌ（Duchenne）型筋ジストロフィーという疾患をもつ男性のお父さんが，家族会の中で「息子の障がいは不幸ではなく，不自由なだけです」とおっしゃいました．不幸にしているのは社会や周囲の無理解や無関心が引き起こすものだと思います．それぞれの家族が充実した生活を送れるように，患者家族全体を支える環境づくりが今後もより一層重要になってくると思います．

参考文献

1）Drotar D, Baskiewicz A, Irvin N, et al: The adaptation of parents to the birth of an infant with a congenital malformation –A hypothetical model. Pediatrics 56: 710-717, 1975
2）藤井和枝：障害児者のきょうだいに対する支援（1）．人間環境学会「紀要」第6号：2006
3）戸田竜也：「よい子」じゃなくていいんだよ．新読書社，2005
4）岡堂哲夫編：ヒューマンケア心理学シリーズ　患者の心理．至文堂，2000

（浦野真理）

7章 SMAの合併症

SMAは，発症年齢と運動能力に基づき，Ⅰ型，Ⅱ型，Ⅲ型，Ⅳ型の大きく4型に分類されることは，これまでの章で詳しく述べられている通りです．2007年に発表された「脊髄性筋萎縮症のケアの標準に関するコンセンサス・ステートメント」（Consensus Statement for Standard of Care in Spinal Muscular Atrophy）では，SMAの医学的管理・合併症管理という点から，病状・運動能力に基づき“Nonsitters”（坐位保持不可能な人，臥床状態の人），“Sitters”（坐位保持が可能な人），“Walkers”（歩行可能な人）と，大きく3つに分類しています．

おのおのの病状の違いは連続的で，明確に区別されるというわけではありませんが，坐位保持不可能な人，臥床状態の人では，主として呼吸障害，栄養障害が問題になります．坐位保持が可能な人では呼吸障害，栄養障害，脊柱変形とあらゆる点が問題になります．特に脊柱変形に関しては，呼吸機能維持，坐位保持能力維持の点からは重要です．歩行可能な人では，呼吸障害，栄養障害，脊柱変形いずれも前二者に比し軽微であることが多いです．こうした合併症状に対する医学的管理は，多専門職種による総合的なアプローチが重要です．

7−1 呼吸不全

特にⅠ，Ⅱ型では，胸郭と肺の発育不全があり，広汎な呼吸筋力低下をきたします．なかでも肋間筋の筋力は弱く，一方，横隔膜の筋力は比較的良好に保たれています．この呼吸筋の機能低下のため，胸郭のコンプライアンスは低下し，睡眠中は低換気状態となり，排痰に有効な咳嗽が十分できません．さらに，この不安定な呼吸状態は気道感染症罹患時に急性増悪しやすく，適切な介入を行わないと死の転帰をとることがあります．繰り返す呼吸器感染で，肺実質障害増悪や呼吸筋疲労蓄積などが進行し呼吸不全が増悪します．このため，人工呼吸療法による呼吸補助導入と気道クリアランスの改善のための処置が必要です．

SMA 患者さんの呼吸障害の病態

呼吸障害は，SMA では主に起立・歩行不能な人にみられます．臥床状態，坐位保持不安定な人のほうが，より重篤な傾向があります．歩行可能な人の呼吸障害の頻度は高くありません．

呼吸障害をきたす人では，特に肋間筋の筋力が弱く，横隔膜の筋力は比較的良好に保たれていることが特徴です．臥床状態，坐位保持不安定など筋力低下が著しいⅠ型とⅡ型では，主に横隔膜で呼吸します．

Ⅰ型では，胸壁が脆弱で，肋間筋が横隔膜の作用に抵抗することができません．病初期は胸郭の可動性は保たれますが，肋間筋の筋力は著しく弱く，陥没呼吸となります．胸郭の発達も悪いため，ベル型の胸郭を呈したり，胸骨による圧迫変形のため胸郭は陥没し漏斗胸を呈します．主に坐位で過ごすⅡ型では，年齢が長じてくると，呼吸状態は側弯による影響も受けます．呼吸不全は，夜間の低酸素血症，低換気で始まります．初期の低酸素血症は睡眠ステージのレム期に一致して出現しますが，進行するとノンレム期にも睡眠呼吸障害が進み，夜間だけでなく，徐々に日中の高炭酸ガス血症を示すようになります．

呼吸機能低下が進行すると，排痰能力が低下し下気道クリアランスが低下します．そのため，呼吸器感染が起きやすくなり，肺の一部が虚脱する無気肺などの問題も生じます．

Ⅰ型では，喉頭や咽頭の筋力も低下し，嚥下障害が生じます．嚥下障害や胃食道逆流現象は呼吸障害に影響しその増悪因子となります．Ⅱ型でも，嚥下障害は唾液や食物の誤嚥や窒息，誤嚥性肺炎の原因ともなります．

また，平常時呼吸機能や呼吸筋力に問題のないⅢ型でも，閉塞型睡眠呼吸障害や，気道感染症などによる気道クリアランスの低下で，呼吸状態が悪化することがあります．

呼吸の評価とモニタ

病状と呼吸障害の進行度によって，呼吸状態の評価間隔は決まります．症例にもよりますが，目安としては，主に臥床状態の人や，坐位保持で過ごす人では，呼吸状態の評価は3～6か月ごとに行います．歩行可能な人ではもっと少ない頻度で行います．

評価項目は，呼吸状態の観察，有効な咳嗽の強さ，ガス交換のモニタ，画像検査，呼吸機能評価などが挙げられます．

▶呼吸状態の観察，有効な咳嗽の強さ

乳幼児など低年齢児では，協力が得にくいこともあり，呼吸機能検査など検査可能な項目がどうしても制限されます．こうした場合は，呼吸状態はどうか，しっかりした咳嗽が

できているかどうか，といった観察が重要になります．

呼吸筋力が不十分では，咳嗽も弱く十分に喀痰排出ができません．咳嗽以外の観察項目としては，呼吸数，陥没呼吸や奇異性呼吸といった呼吸動作の有無，胸郭の形状，チアノーゼの有無や蒼白といった皮膚色などが挙げられます．感染症など体調不良の初期には，しばしば頻脈を呈します．Ⅰ型では，覚醒時の酸素飽和度の低下は，無気肺，気道閉塞，低換気，不穏などが考えられます．睡眠時の酸素飽和度が急に90％代前半に低下したら，低換気や痰による気道閉塞などが考えられます．気道分泌物の増加は，呼吸状態が徐々に悪化していることを伺わせます．

しかしながら，呼吸困難の臨床症状がわかりにくくなることもあります．Ⅰ型では，呼吸数変化や努力様呼吸が出現していないにもかかわらず，急にチアノーゼを呈することがあります．

▶ガス交換のモニタ

呼吸状態のモニタ・ガス交換モニタで最も簡易なものとしては，パルスオキシメータによる酸素飽和度測定が挙げられます．低酸素状態の評価に有用です．ガス交換・換気のモニタとして，血液中二酸化炭素分圧の評価には呼気終末二酸化炭素分圧測定モニタや，経皮的二酸化炭素分圧測定モニタが有用ですが，施行可能施設は限られます．動脈血ガス分圧測定も有用ですが，侵襲的検査ですので，頻回の検査は困難です．

夜間の低換気状態の評価には，パルスオキシメータや二酸化炭素分圧測定モニタを用います．一部の施設では終夜睡眠ポリグラフィも使用されます．

▶画像検査：呼吸障害の増悪因子である肺感染症や無気肺，気胸などのチェックのために，胸部X線写真撮影を行います．胸郭変形のため胸部X線検査のみでは評価困難な場合がありますので，必要に応じ胸部CT検査を行います．

▶呼吸機能評価：肺活量（vital capacity: VC），咳の最大流量（cough peak flow: CPF，☞8章62頁FOOT NOTE），最大強制吸気量（maximum insufflation capacity: MIC）を中心に計測を行います．

FOOT NOTE

肺活量（vital capacity: VC）：一回の吸気時に吸うことのできる空気の量です．

最大強制吸気量（maximum insufflation capacity: MIC）：肺を最大限に膨らませた時の吸気総量，肺に最大限溜めることのできる空気量のことをMICといいます．MICは肺活量とは異なり，息ごらえするための咽喉頭機能，胸郭および肺実質の柔軟性，胸郭容積に依存するため，呼吸筋力が低下しても維持することが可能です．肺コンプライアンスと咽頭・喉頭筋のコントロール機能の指標となります．

呼吸機能評価とリハビリテーション

呼吸リハビリテーションの主な目的は，肺をきれいに保つために有効な咳を確保し，排痰を促すこと，肺を十分膨らませて肺の柔らかさを維持し，無気肺を防ぐこと，これらによって呼吸状態を良好に維持することにあります．筋力の低下したSMAを含む神経筋疾患では呼吸筋疲労を招きやすいため，呼吸筋トレーニングを熱心に行うことは逆効果になることもあります．

呼吸機能検査が可能な年長の患者さんでは，肺活量・最大呼気流量・最大強制吸気量の検査・評価を行います．

▶自己吸気によるMIC訓練：吸気の後に呼出せず息ごらえしては吸気を繰り返し肺に空気を溜め，MICを得る方法です．吸い込んだ空気の量が多くなるにつれ，胸腔内圧が高くなり，ついにはそれ以上吸い込むことができなくなります．その時点でできるだけ長く息ごらえしてからはき出すようにします．息ごらえが長いほど，胸腔内圧が均一になり，縮小した部分の肺胞が広がって肺の柔軟性が向上し，排痰が良好になります．

▶蘇生バックを使ったMIC訓練：できるだけ空気を吸って息ごらえをします．その後，吸気のタイミングを合わせながら，介助者は蘇生バックで空気を送りこみ，息ごらえを繰り返しできるだけ空気を溜めます．吸い込めなくなるところまで到達したら，できるだけ長く息ごらえをしてから吐き出します．

咳介助・排痰処置

排痰を行い，常に肺をきれいな状態に保つことは二次性肺障害の予防の上で大切なことです．気道クリアランスをあげるため，吸引を含め，日々の排痰処置の継続が重要です．

▶徒手的咳介助：患者さん自身の吸気努力やMICだけで270L/分以上のCPFを維持することが困難な場合，介助者による用手排痰介助を行います．患者さん自身の吸気努力や蘇生バックを使用してMICを得た後に，タイミングを合わせて胸郭を圧迫し咳を介助します．

▶器械を用いた排痰・咳介助：器械による強制吸気と呼気で排痰する方法です．カフアシスト（mechanical insufflations-exsufflation: MI-E）を用います．介助者は，この器械的咳嗽介助（mechanically assisted cough: MAC）に習熟している必要があります．詳細は別項に述べられています（☞8章）.

▶体位ドレナージ：重力を利用して体の向きを変えて気道分泌物の移動を促す方法です. 体位を一定時間毎に変更することは, 痰を特定の部位に溜めないため重要です. 変形や疼痛などのため体位の調整が困難な場合もありますが, クッションなどを利用してできるだけ工夫して行います. 体型や体位を観察し, 痰の貯留しやすい部位を意識して体位ドレナージを行うことが, 効率的な排痰のために重要です.

人工呼吸療法

夜間の低酸素血症や日中の高炭酸ガス血症が認められるようであれば, 人工呼吸療法を考慮します. 人工呼吸療法には大きく二つあります.

非侵襲的人工呼吸療法（non-invasive ventilation: NIV）は, 鼻マスクや鼻口マスクといったインターフェイスを用いて, 陽圧換気を行う呼吸療法です. 装着するマスクが, 顔面に密着するような工夫が重要です.

侵襲的人工呼吸療法は, 気管切開下にて人工呼吸を行う呼吸療法です.

人工呼吸療法の詳細は, 別項に述べられています（☞8章）.

NIVの短期的ゴールは, 呼吸症状の改善, 呼吸仕事量の軽減です. 患者さんと人工呼吸器の同調を良好にすることで, ガス交換を改善し, 良好な呼吸状態を維持します. 自発呼吸のみのリスクを最小にして, 気管挿管を避けるとされています. NIVの長期的ゴールは, 睡眠の質と量を改善し, 良好な全身状態の維持, QOL向上, さらには生命の維持といわれています.

一方, 気管切開による人工呼吸療法では, 気管切開チューブを介して人工呼吸器を使用します. 発声や会話は難しくなりますが, 気道は確実に確保されており安定した呼吸状態が期待できます.

I型の自然経過では, 人工呼吸療法を行わなければ, 2歳までに死亡するとされています. 最近は, 乳児用のマスクが開発され, I型乳幼児に対するNIVの積極的適応も数多く報告されています. 早期からの導入は, 胸郭変形の改善, 肺の発達, 肺機能の改善も期待されますが, 経験の浅い施設などでの対応は, 窒息などのリスクを勘案の上慎重に判断されるべきでしょう.

終日NIV管理下で自発呼吸のみでは容易に呼吸困難となるような場合や, 気道確保不安定な場合は, 侵襲的人工呼吸療法（気管切開下人工呼吸療法）を選択すべきでしょう. その一方で, 侵襲的人工呼吸療法のI型への適応に関する報告もあり, 未だ議論が絶えない領域です.

7−2 栄養管理の問題

栄養管理では，食事摂取障害・嚥下障害，胃消化管機能障害，低栄養・過栄養に関連する合併症が問題となります．

Ⅰ型を中心に，重症例では球症状が一般的にみられます．食事摂取障害，嚥下障害の原因となり，病状によっては，誤嚥性肺炎から死に至ることもあります．胃食道の運動機能障害として，便秘，胃内停留遅延がみられます．また，胃食道逆流は病状によっては生命を脅かすこともあります．

弱い咳嗽力，努力呼吸，呼吸困難といった呼吸障害から，チアノーゼ，食事時の低酸素血症，肺炎など，呼吸に関連する問題は，誤嚥，胃食道逆流にも関連しています．

坐位保持を十分獲得できない人や不安定な人，臥床状態の人では，低栄養状態から体重増加不良，発育障害が一般的な問題として挙げられます．しっかりとした坐位保持が可能な人や，歩行が可能な人では，逆に体重増加が問題となりやすい傾向にあります．

食事摂取障害・嚥下障害

食事摂取障害は，常時臥床状態にある人や，主に坐位保持の状態の人でみられます．歩行能が維持されている人では稀です．食事摂取障害や嚥下困難の時にみられる状態・病状としては，食事に時間がかかる，経口摂取時の易疲労，食物嚥下時や嚥下後の窒息や咳こみなどが挙げられます．肺炎を何度も反復するような場合，誤嚥が強く疑われます．また，明らかな誤嚥や窒息のエピソードがなくとも，不顕性の誤嚥があることもしばしばです．このような例では，繰り返し起こる肺炎，誤嚥性肺炎が誤嚥の指標になります．

摂食様態の特徴

一般に，摂食・嚥下の過程は以下の 5 つの段階に分けられます．

- 先行期：食物を視覚・嗅覚などで認知し，手や道具で口へ運びます．
- 嚥下準備期：食物を口で取り込み，咀嚼して食塊を形成します．
- 口腔期：舌で食塊を咽頭に送り込みます．
- 咽頭期：咽頭に運ばれてきた食塊が，嚥下反射で咽頭から食道入口部へ送られます．この嚥下反射は延髄の嚥下中枢でコントロールされています．
- 食道期：食塊が輪状咽頭筋を過ぎると喉頭は下降し，食道入口部は閉鎖します．食道蠕動で食塊は胃まで送られます．

このような複雑な一連の過程が円滑に行われるには，口腔・上咽頭から食道に至る様々な器官の機能が正常に保たれている必要があります．SMAの場合，各段階で以下のような障害が考えられます．

先行期では，口が開けにくいといった開口制限や，上肢機能障害，姿勢保持機能障害のため，口に食物をもっていくという動作が困難であるといったことが挙げられます．嚥下準備期・口腔期では，噛み合わせ不良，咀嚼筋が弱く咀嚼力が弱いこと，分泌された唾液が貯留しやすいこと，舌運動不良などが挙げられます．咽頭期に，気道閉鎖がうまく協調して行われないと，食塊の気道侵入，誤嚥の原因になります．SMAでは，嚥下反射は保たれていることが多いのですが，嚥下運動と気道閉鎖の協調運動がうまくいかないことが，誤嚥を起こす一番の原因と考えられます．

その他に食事摂取の効率を低下させる要因として，顔面筋の弱さも，食物の一口量，咀嚼，食塊の送り込みに影響します．嚥下時の代償的運動を妨げるような頭位や体位で姿勢が固定されていると，誤嚥の原因になります．

咀嚼筋が疲れやすく，咬合力，咀嚼力が弱いこと，また，口腔内の食べ物の動きをうまくコントロールできないことなどから，食事に長時間を要し，食事途中からの疲労のため，結果として摂食量が不十分となります．

そして，患者さんの食事は，介助する家族にとっても大きな負担になることを認識しておく必要があります．

食事摂取障害・嚥下障害の心理的課題

口から食べることが困難であるということは，患児やその家族にとって心理的問題も生み出す可能性があります．また，食事にとても時間をかけることは，ほかの社会的活動を行う上で支障ともなります．自力で食事を摂れないという状況は，患児にとっては依存性の助長につながる可能性もあります．また，両親にとっては，自分たちの子どもに口から食事を与えるという役割が果たせず，結果として養育も制限してしまう可能性があります．

食事摂取障害・嚥下障害の評価

実際の食事摂食場面での観察は必須で，食事摂取時の頭位や姿勢の評価が必要です．また，歯列や舌の状態など口腔内の解剖学的構造も確認しておく必要があります．これらの評価には，言語療法士，作業療法士の積極的関わりが欠かせません．

通常行われている客観的検査としては以下のようなものが挙げられます．

▶スクリーニングテスト

- 反復唾液飲みテスト：1ml 程度の水で口腔を湿らせたのち，30 秒間にできるだけ多く唾液を嚥下し，その回数を測定します．人差し指と中指を，喉頭隆起（喉仏）と舌骨に置き，指の腹を越えて喉頭隆起が挙上した回数を測定します．30 秒で 3 回以上嚥下できれば正常とされています．
- 水飲みテスト：3 ～ 5ml の少量の冷水を口腔前庭に注ぎ，嚥下してもらいます．嚥下を 3 回繰り返し，嚥下・むせ・声変わりの有無を確認します．
- 食物テスト：口腔での食塊形成能，咽頭への送り込みを評価します．ゼリーやプリンなど食べやすい食物をスプーン 1 杯摂食・嚥下，空嚥下し，口腔内の観察，むせ・声変わりの有無を確認します．

▶ビデオ嚥下造影検査（videofluorography: VF）

透視台で X 線を当て，造影剤を混入したゼリー，お粥，パンなどの食物や水を摂取し，口腔，咽頭，喉頭，食道の実際の動きと食塊の移動の状態を評価します．嚥下の様子や誤嚥の有無を視覚的に確認できます．摂食時の姿勢は嚥下状態に影響しますので検査にあたっては，いかに普段摂食している姿勢と同じ姿勢で検査できるかが重要です．

VF は，現状を把握することにより，適正な食事形態の選定，適正な姿勢の確認など治療方針決定に有用です．

食事摂取障害・嚥下障害のマネジメント

治療的には，誤嚥のリスクを減らす必要があります．嚥下訓練，患者さんが食べやすい食事形態の最適化などを検討します．経口摂取が困難であると判断される場合には，経鼻胃管などによる経管栄養や，胃瘻造設を検討します．

▶嚥下訓練：障害の内容に応じ嚥下訓練を行います．一般に，嚥下訓練は食物を用いる直接訓練，用いない間接訓練に分類されます．姿勢の調整や上肢の装具利用なども検討します．

▶易嚥下食の検討：経口摂取に際しては，食事内容の硬さ，柔らかさを調節することでまず対応します．半固形食品は，咀嚼力低下を代償することが期待でき，疲労により長時間かかっていた食事時間の節約につながります．

増粘剤の使用で，食事の粘稠度を変更することができます．食物の適度な増粘は，誤嚥の危険性をへらす，あるいは誤嚥の防止となるといわれていますが，VFなどで，介入の結果を確認したほうが良いでしょう．

▶摂食時のポジショニング：安全な嚥下のためには，摂食時の体位も重要です．自力での食事摂取が可能な患者さんは，摂食しやすい適切な姿勢を調整する必要があります．食事摂取の時の姿勢を調節したり，補助具を工夫したりすることによって，誤嚥を減らし，効率のよい食事にすることができます．これには作業療法士や理学療法士との連携が必須です．

固形物や水分摂取中に，頭部を前に突き出す姿勢をとることで，嚥下後の咽頭残留を減らしたりなくすことができるという報告もあります．

胃瘻

胃瘻の造設に関しては，現在のところコンセンサスはありません．経口摂取が困難と判断される場合は適切な介入が速やかに検討されるべきでしょう．一般的には，長期的に栄養摂取不良で経口摂取が不十分・不安定・危険な時に検討されます．しかしながら，何をどこまで行うかについては，施設や医師の考え方によっても変わってきます．また，胃瘻を増設するか否かは医療者のみで決定できることではありません．患者さんに関わるあらゆる職種，介助者の意見を伺って，総合的に判断する必要があります．

造設方法の詳細は別項で述べられますが（☞ 10章－1），内視鏡下での造設，腹腔鏡下での造設，開腹下での造設などがあります．開腹による造設は手術侵襲が大きく，一般的には内視鏡下で造設されることが多いです．体幹の変形などで消化管の解剖学的位置が変わっている場合など，内視鏡のみで造設が困難な場合は，開腹術や内視鏡と腹腔鏡の併用などが検討されます．

消化管機能障害

消化管の問題としては，胃食道逆流，便秘，腹部膨満，鼓腸症などが挙げられますが，なかでも胃食道逆流は高い罹患率です．不顕性誤嚥との関連もあり，肺炎の主要原因の一つで，時に死亡原因となります．

食後の吐き気，頻回の嘔吐，胸腹部不快，息苦しさ，明らかな食物逆流，呼吸困難などは，胃食道逆流の時にみられる症状です．高脂肪の食事は，食物の胃内停滞時間を長引かせ，胃食道逆流を助長する可能性があります．

消化管機能障害の評価

胃食道逆流が疑われれば，上部消化管造影やシンチグラムなど消化管運動機能検査，pH モニタなどを行います．食後の嘔吐や食物の逆流，喉のあたりがグルグルいうといった病状がないか，よく観察する必要があります．

便秘は，一般的によくみられる病状ですが，その原因には複数の要因が関わっています．要因としては，消化管蠕動運動不良，食物繊維不足，水分の摂取不足，不適切な液体摂取，腹筋の筋緊張低下などが挙げられます．消化管の蠕動運動不良は，腹部膨満の助長につながります．呼吸に腹筋も用いますので腹部膨満で呼吸状態が悪化することもあります．

胃食道逆流のマネジメント

胃食道逆流のマネジメントには，内科的治療薬として，炭酸マグネシウム，炭酸カルシウムなどの胃酸中和剤や，制酸剤が用いられます．制酸剤には，ファモチジン，シメチジンの H_2 ブロッカーや，オメプラゾール，ランソプラゾールなどのプロトンポンプ阻害薬があります．制酸剤の長期使用は，肺炎や胃腸炎のリスクとなることも報告されており，漫然とした使用は避けたほうがいいでしょう．

消化管の動きが悪い時は，メトクロプラミド，エリスロマイシンなどの運動機能改善薬が有効です．また，乳酸菌製剤などのプロバイオティクスは腸内細菌叢を良好に維持するのに用いられます．特に抗生物質治療後や，長期間の制酸剤使用後に有効です．

胃食道逆流症の外科的治療としては，Nissen 噴門形成術（☞ 10 章 − 2）が挙げられます．腹腔鏡下の Nissen 噴門形成術は胃瘻造設術と一緒に行われることが多いですが，手術のリスクを勘案の上，ケースバイケースで介入として検討すべきかと思われます．

発育障害，低栄養・過剰栄養の問題

小児では，発育障害，低栄養および肥満・過栄養が問題になります．発育障害は臥床状態や不安定ながら坐位保持可能な患者さんで認められることが多く，低栄養は，筋力低下助長，易感染性など全身状態を一段と悪化させます．一方，肥満・過剰栄養は，筋力が比較的保たれている坐位保持可能な人の一部，歩行可能な人でしばしば認められます．

SMA を含む神経筋疾患の栄養管理に関する報告は多くありません．必要栄養所要量の適切な評価，モニタは難しく，現在も議論の対象です．

身長・体重の成長曲線は，栄養状態の指標となり得ますが，体幹変形や関節拘縮のため正確な身長が評価困難な場合は，身体を体幹・下肢と分節ごとに測定して得た値を用います．また，二重エネルギーX線吸収測定法検査（dual energy X－ray absorptiometry: DEXA）で体脂肪量・率を測定することができます．

SMAは，異化亢進に傾きやすく，容易に飢餓状態に陥ります．飢餓状態では，低血糖となり，ケトン体が上昇します．急性期疾患罹患時や周術期など，経口摂取または経腸栄養が困難であると判断されれば，経静脈栄養も検討されるべきでしょう．

7－3　整形外科的問題

重症度によって程度は異なりますが，SMAでは，脱力のために上肢下肢体幹の運動機能が損なわれ，その結果，関節拘縮，脊柱変形が進行します．また，坐位保持不安定な人を中心に股関節の亜脱臼が問題になります．さらに運動機能低下は移動困難や，ADL制限などを生じます．また，身体各部の疼痛，骨塩減少，骨折などの問題が引き起こされます．

評価・検査

関節可動域，筋力測定，坐位保持能力，坐位・立位・歩行能力などの運動機能を評価します．どういったことができて何ができないかといった機能の観察が重要です．脊椎やその他関節の放射線学的検査，DEXAなどを適宜施行します．

対　策

胸部理学療法の重要性は前述の通りですが，四肢体幹関節拘縮進展予防のための関節可動域訓練を中心とした理学療法を積極的に行います．病状に応じて施行頻度は決められますが，介助者も積極的に関わる必要があります．また，坐位保持困難な人では，姿勢管理，坐位保持の工夫が必要ですが，後述する脊柱変形の問題に留意する必要があります．ADL制限に関して，積極的な作業療法，使用装具の評価，移動に用いる車椅子の適合性評価などを行います．同一姿勢や変形などのため，局所に疼痛が生じますので，必要に応じ適宜疼痛コントロールのための薬剤投与なども検討します．

骨塩減少・骨粗鬆は，ADLの低下した神経筋疾患で一般にみられる病態です．坐位保持可能な人ではビスホスホネート製剤投与も行われますが，臥床状態の人では投与できません．総合的な栄養サポートを検討する必要があります．

脊柱変形の問題

▶病態

SMA では，成長につれ脊柱変形が進行し臨床上もしばしば問題になります．Ⅰ型は 2 歳までに，Ⅱ型は 7 歳までにと，筋力低下が重度なほど，早期から脊柱変形が進むとされています．また，歩行可能な人も，起立や歩行ができなくなった場合には，その後，脊柱変形が急速に進行することもあります．高度の脊柱変形は，肺活量の減少など呼吸機能の低下をもたらすのみならず，ADL も著しく損ねます．特にⅡ型を中心とした坐位保持可能な人では呼吸状態にも大きく影響するため，適切な対応が必要です．

脊柱の変形は，側弯，前弯，後弯に加え，さらに体幹のねじれが加わり複雑な様相を呈します．このような複雑な脊柱変形は，本疾患による筋力低下に加え，日常生活上の姿勢なども大きく影響していると考えられます．

臥床状態や不安定な坐位保持で過ごす人では，胸郭は前後方向・側方向に大きくねじれたように変形します．臥床状態で過ごす人の場合は，重力の影響を受け胸郭は前後に著しく扁平化していますが，側弯など脊柱の変形が加わると，さらに胸郭は側方向に歪みを生じます．

▶呼吸への影響

胸郭変形により，胸郭の可動域が制限されるため，有効な換気ができなくなります．さらに胸郭変形は，胸郭内の臓器の変形・位置異常をもたらします．胸郭前後径の短縮により，気管，気管支は，胸郭前面に位置する胸骨・肋骨と胸郭後部に位置する椎体の間に挟まれて，圧迫・変形します．気管支の圧迫・変形は，胸郭の可動域制限とともに，呼吸状態を悪化させる要因となります．気道感染症罹患時は，排痰困難となり，気道クリアランスが低下し，容易に肺炎となり，感染症軽快後も無気肺を生じたりします．

また，胸郭変形により胸郭内器官の解剖学的位置関係が通常とは異なったものになることがあります．腕頭動脈は胸郭の出口付近で気管の前面を横切り，右頸動脈や右上肢の動脈に枝を伸ばしますが，胸郭が変形すると，この腕頭動脈の走行部位が，通常よりも高位に位置したり，気管に併走するようにして位置することがあります．気管切開を行う際には，この腕頭動脈や大動脈など血管走行に注意して行わないと，気管動脈瘻を起こし，致死的になることがあります．

▶ ADL への影響

坐位保持が不安定となるため，ADL に障害を生じます．特に両上肢を用いる動作に支障を生じやすくなります．また，骨盤の左右にかかる荷重が左右で異なるため，腰痛や臀部痛を生じます.

▶保存的対応

保存的治療法として胸椎装具や胸腰椎装具の使用が挙げられます. 一般には, 装具治療では脊柱変形の進行は抑制できないとされており, 主な目的は坐位保持を安定化させ, ADL維持を図ることです. しかしながら, 装着することで, 逆に胸郭の可動性を制限し, 呼吸状態を悪化させてしまうこともあります. また, 使用する装具の種類やベルトの硬度にもよりますが, 体幹接触面の疼痛や圧痕形成を生じることもあります. そのため, 装具使用を避けてしまう例も散見されます.

▶脊椎外科的対応

脊柱変形を外科的に矯正する目的で, 脊柱固定術が行われます. 国外では, 側弯に対し脊柱固定術は広く行われている治療法ですが, これまで, 国内では保存的治療法に留まることがほとんどで, 神経筋疾患に合併する側弯症の手術療法は積極的に行われてきませんでした. しかしながら, 術式の改良, 周術期管理の向上は著しく, 手術可能施設は限定されていますが, 今後は積極的に進められるものと考えられます.

手術手技は, 施設や術者によって異なりますが, 一般的には脊椎にスクリューやフック, ワイヤーを設置, これらをロッドで連結して, 脊柱を矯正するというものです. 多くは, 背面側からアプローチします.

手術療法の詳細は, 別項に述べられています（☞10章－3）.

▶脊柱固定術の有効性

脊柱固定術の多くは車椅子などでの坐位時の姿勢保持の安定性を目的に行われます. 日常生活が床の上であることが多い患者さんの場合は床の上で坐位がとれなくなります. 獲得していた上肢の動作・代償動作をうまく利用できなくなるなど日常生活動作に不具合が生じたり, 介助者による移動の際, かえって介助しにくくなり, あらたな工夫が必要なこともあります. 手術にあたっては, 生活スタイルを含めた総合的な検討が必要です. 脊柱固定術後の患者さんや家族の感想では, 多くは日常生活上の利便さの向上を述べられますが, 一部では介助がしにくくなったという意見もあります.

脊柱固定術により, 長期的にみて呼吸機能が維持・改善されたという報告は今のところありません. しかしながら, 胸郭変形進行抑制など気道クリアランス悪化防止効果などは期待できます. 脊柱固定術後に, それまで反復していた気道感染症・無気肺が激減することなどは, 時に経験します.

参考文献

1）Wang CH, Finkel RS, Bertini ES, Schroth M, Simonds A, Wong B, Aloysius A, Morrison L, Main M, Crawford TO, Trela A: Participants of the International Conference on SMA Standard of Care. Consensus statement for standard of care in spinal muscular atrophy. J Child Neurol 22（8）: 1027-1049, 2007

2）Mary KS: Special Considerations in the Respiratory Management of Spinal Muscular Atrophy. Pediatrics 123: 245-249, 2009

3）神経筋疾患の在宅ケア 独立行政法人国立病院機構刀根山病院 2008 年度版 http://www.toneyama-hosp.jp/download/care2008.pdf

（齊藤利雄）

8章 SMAの呼吸ケア

SMAの呼吸の特徴

▶呼吸の問題

SMAで呼吸をする筋は，非常に弱い肋間筋と，それよりは力が保たれている横隔膜です．Ⅰ型とⅡ型では，横隔膜を使った呼吸が主体です．1歳までは，胸郭は柔らかく，可動性も高いくらいです．このように，Ⅰ型とⅡ型では，横隔膜に比べて，肋間筋の動きが弱いため，ベル型胸郭や漏斗胸をきたします．

その結果として，

- 咳の機能低下による下気道のクリアランス（気道分泌物の移動と排出）低下
- 睡眠時の低換気
- 胸郭と肺の発育不全
- 繰り返す呼吸器感染と，それによる一層の筋力低下と肺実質の健全性の喪失

が起こります．

▶各型の違い

Ⅰ型とⅡ型では，吸気筋と呼気筋の筋力低下が進行し，呼吸不全が進行します．

- Ⅰ型：喉咽頭筋力低下もきたし，誤嚥に対しても効果的な咳ができなくなり，そのために，呼吸器感染を繰り返します．次に起こるのは，レム期（睡眠深度の一つ，夢を見るステージ）に関連した睡眠呼吸障害です．その後，レム期からノンレム期にも睡眠呼吸障害が徐々に進み，夜間だけでなく昼間の低換気も進行します．これに対する治療介入をしなければ，呼吸不全により，生命の危険があります．Ⅰ型の自然経過は，人工呼吸などの呼吸治療を行わなければ，2歳までに死亡します．
- Ⅱ型：筋力低下の重症度によって，呼吸介入の年齢に大きなばらつきが生じます．Ⅱ型の子どもは，低換気，特に睡眠時の低換気のリスクがあります．また，低換気はウイルス性呼吸器感染時と術後に悪化します．Ⅱ型では，胸郭変形と肺の発達も呼吸介入により改善するかもしれません．

- Ⅲ型：子どもと成人では，一般に肺機能や呼吸筋力検査も正常で，非侵襲的呼吸ケアが必要な場面はめったにありません．しかし，術後や重症の病態で，呼吸介入を必要とするかもしれません．SMA Ⅲ型の成人では，加齢に伴い，閉塞性睡眠呼吸障害と低換気のリスクが高くなりますが，もともと運動量が多くないため，症状が見逃されやすいので注意が必要です．

慢性の呼吸ケア・マネジメント

▶評価とパルスオキシメータ

SMA の呼吸の評価は，慢性肺胞低換気症状，肺活量，咳の能力評価を含みます．パルスオキシメータによる酸素飽和度（SpO_2）測定は，Ⅰ型とⅡ型にとって重要です．その理由は，呼吸困難の臨床症状が，全身の筋肉低下によって目立たなくなってしまうからです．さらに，Ⅰ型の子どもでは，呼吸数の変化や努力性呼吸を認めずに，急にチアノーゼを呈することがあります．体調が悪くなる少し前から，Ⅰ型とⅡ型の子どもは，脈が速くなること（頻脈）があります．Ⅰ型では，覚醒時にルームエアで，SpO_2 が 95％未満に低下したら，無気肺か，痰詰まりか，低換気，不穏のどれかです．睡眠時にパルスオキシメータの酸素飽和度が急に 95％未満に低下したら，低換気か痰づまりです．

睡眠時の SpO_2 が正常でも，頻脈や頻回の覚醒や，痩せの進行，目立った発汗などがあれば，呼吸筋疲労が進行している可能性があります．また，睡眠時の高炭酸ガス（CO_2）血症が潜在していることがあり，SpO_2 モニタだけでなく，経皮（または感度の高い呼気

表1　呼吸機能検査（年1回以上）

・肺活量（VC），％ VC
・咳の最大流量（CPF：cough peak flow）（**図 1**）
・吸気呼気介助による CPF（**図 2**）
・必要に応じて最大強制深吸気量（MIC：maximum insufflation capacity）
：救急蘇生バッグや NPPV1 回換気量によるエアスタック（息溜め）（**図 3**）
：舌咽頭呼吸（GPB：glossopharyngeal breathing）によるエアスタック
・酸素飽和度，できれば経皮か呼気終末 CO_2（覚醒時と必要に応じて睡眠時）

FOOT NOTE

咳の最大流量（CPF）：咳の強さは，呼吸筋力，喉咽頭機能，胸郭の可動性に影響されます．測定は，喘息でよく使われるピークフローメータを，フェイスマスクかマウスピースに接続して行います（**図1**）（www.carecuremd.jpの呼吸リハビリテーションマニュアル参照）．

12 歳以上では，自力の CPF が 270L/分以下の場合，徒手や器械による咳介助を習得しなければ，上気道炎や術後の排痰困難や誤嚥による気管内異物の排出困難の危険があります．徒手の咳介助による CPF が 160L/分以下の場合，MI-E でも排痰が困難であれば，気管内挿管が考慮されます．

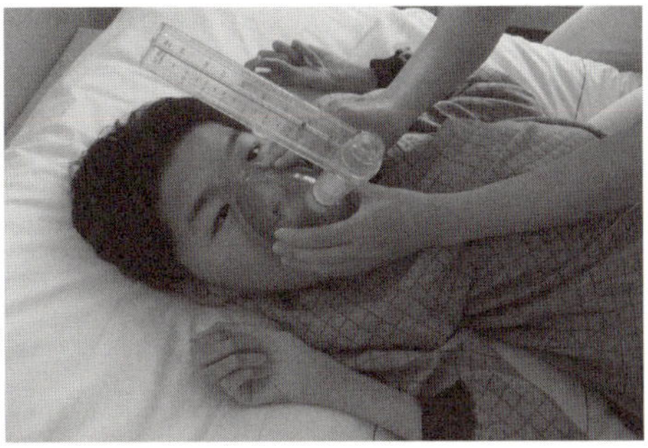

図 1　ピークフローメータをフェイスマスクに接続して，咳の強さを測定

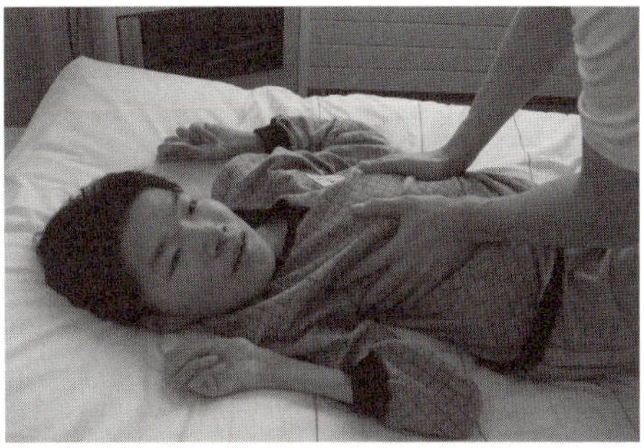

図 2　CPF 低下時には，吸気や呼気を介助した咳

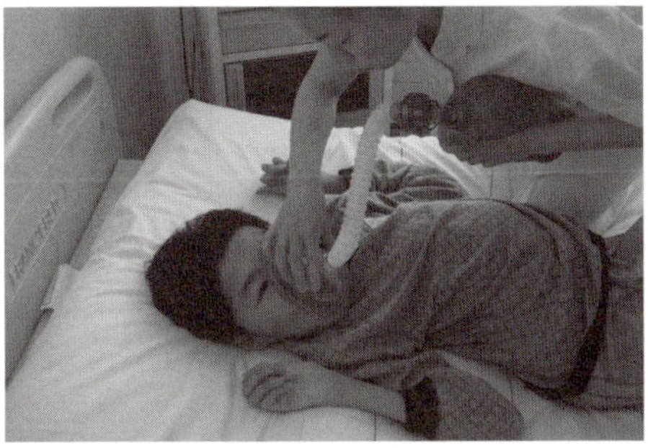

図 3　救急蘇生用バッグの吸気の息溜め

終末）CO_2 モニタも必要に応じて行います．

▶気道分泌物の移動と気道クリアランス

慢性のマネジメントの鍵は，子どものケアのゴールを見すえ，ケアの選択肢を提示して行う家族との話し合いです．そして，子どもの呼吸をサポートする技術を家族に習得してもらいます．分泌物の移動（体位ドレナージなど呼吸理学療法）と，徒手による咳介助と，カフアシスト（Cough Assist：フィリップス・レスピロニクス合同会社，オランダ）を用いた器械による咳介助（MI-E）が重要です（**図 4**）．MI-E による咳介助は，SMA の呼吸

FOOT NOTE

器械による咳介助：器械による咳介助（Mechanical In-Exsufflation: MI-E または Mechanically assisted coughing: MAC）は，自力の咳の補強あるいは咳の代用をします．MI-E の器械は，1993 年にカフマシーン®（エマーソン社，米国）が米国 FDA に認可され，その後，カフアシスト®（フィリップス・レスピロニクス社，オランダ）にモデルチェンジされました．器械を，フェイスマスクか気管内挿管チューブや気管切開チューブに接続して使用します．導入の手引きとして，DVD「MAC を用いた排痰介助·咳介助」（石川悠加監修．フィリップス・レスピロニクス社，2007）があります．

ケアにおいてクリティカルな要素で，咳をして気道分泌物を排出する唯一の方法です．

【カフアシスト条件の例】（フェイスマスクを介して使用）

陽圧：＋ 40cmH_2O/ 陰圧：－ 40cmH_2O

陽圧時間：1.5 秒 / 陰圧時間：1.5 秒 / 休止時間：1.0 秒（0 秒）

【カフアシストの実際】

MI-E の圧は，気道分泌物を移動するのに十分な圧を使用します（少なくとも陽圧陰圧を 30cmH_2O で使用します．理想的には陽圧陰圧を 40cmH_2O で使用します）．

カフアシストは，陽圧と陰圧を 1 ～ 5 サイクル行います．1 サイクルでも，痰が出たら，いったん終了します．5 サイクル以上続けて行うと，過換気になって，炭酸ガスが低値になってしまいます．5 サイクルを終えたら，一度フェイスマスクをはずしてください．数秒間以上の休止後に，必要に応じて，次の 1 ～ 5 サイクルを実施してください．深呼吸の代わりにもなります．

【ウィスコンシン大学で使用されている気道分泌物移動と気道クリアランスプロトコル】

①カフアシスト 5 サイクルを 4 セット＋口腔吸引

②徒手と器械による呼吸理学療法による気道分泌物の移動

③カフアシスト 5 サイクルを 4 セット＋口腔吸引

④姿勢排痰（Trendelenburg；トレンデレンブルグ体位）15 ～ 20 分

⑤カフアシスト 5 サイクルを 4 セット＋口腔吸引

家族は，病院から，文書化された気道分泌物の移動および気道クリアランスの在宅ガイドをもらいます．Ⅰ型では，気道クリアランスプロトコルを 1 日 2 回行います．Ⅱ型では，気道クリアランスプロトコルは必要な場合とし，カフアシストのみの使用は，必要に応じて何回でも行います．Ⅲ型では，術後や重症の気道感染や無気肺時に気道クリアランスプロトコルを必要とするかもしれません．

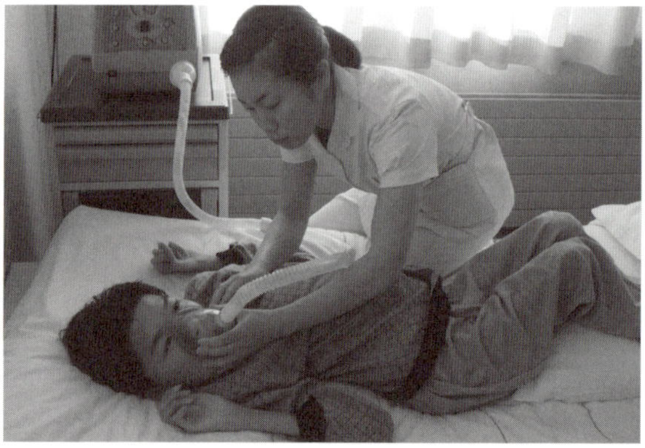

図 4　器械（カフアシスト）による咳介助（MI-E）

FOOT NOTE

気道クリアランス：気道から痰などを排泄できる能力のことです．

▶姿勢による機能的残気量変化

SMAの患者さんは，非常に弱い肋間筋とそれに比べて強い横隔膜をもつため，90度坐位では，機能的残気量や通常呼気時終末の肺の容量は増加します．機能的残気量は，トレンデレンブルグ（Trendelenburg）体位で，最も少なくなります．このように，Ⅰ型とⅡ型では，臥床かトレンデレンブルグ体位で，横隔膜の機能を発揮して代償性の呼吸をしやすくなります．90度坐位では物理的に，横隔膜の動きに依存した呼吸がしにくくなります．

非侵襲的陽圧換気療法

気管内挿管や気管切開をしないで，鼻マスクや鼻プラグ，マウスピース，フェイスマスクと人工呼吸器を用いて陽圧換気を行う方法を，非侵襲的陽圧換気療法（NIV：non-invasive ventilation，NPPVまたはNIPPV：non-invasive positive pressure ventilation）といいます（**図5**）．2000年代には，ICUから在宅までの人工呼吸の主流となり，SMAの国際ガイドラインでも広く適応が奨められています．

NPPVの短期ゴールは，呼吸症状の改善，呼吸仕事量の軽減，ガス交換の改善または維持，患者さんの快適さの追求，リスクを最小にして気管挿管を避け，患者さんと人工呼吸器の同調を良好にすることです．NPPVの長期ゴールは，睡眠の質と量の改善，QOLを最高にすること，機能的状態の促進，生命の維持です．

呼吸補助の器械による呼吸状態の改善は，3つの観点，すなわち疲労した呼吸筋の休息，微小無気肺の予防，CO_2のセットポイントの変更から説明できると考えられます．

▶適応

1）通常の適応

- 慢性肺胞低換気症状
- 酸素飽和度低下（94%以下）または高炭酸ガス血症（45mmHg以上で自覚症状）

FOOT NOTE

慢性肺胞低換気症状：慢性肺胞低換気（chronic alveolar hypoventilation: CAH）症状は，疲労，息苦しさ，朝または持続性頭痛，朝の倦怠感や疲労感や嘔気や食欲不振，日中のウトウト状態と頻回の眠気，睡眠時に頻回に覚醒，睡眠時の体位交換の増加，嚥下困難，集中力低下，頻回の悪夢，呼吸困難の悪夢，呼吸障害による心不全徴候や症状として発汗や頻脈，下腿浮腫，イライラ感，不安，尿意による睡眠時に頻回のarousal，学習障害，学業成績低下，過度の体重減少，筋肉痛，記憶障害，上気道分泌物の制御困難，肥満，言葉が途切れがち，補助呼吸，胸腹部の呼吸パターンの異常，頸部前屈の弱化，移動時や食事中のチアノーゼ，性欲低下などです．

- 閉塞型睡眠時無呼吸症候群

2）SMA に特異的な適応

- ウイルス感染症
- 繰り返す肺炎と無気肺
- 抜管（気管内挿管や気管切開チューブの早期抜管，再挿管予防）
- 術後ケア（抜管後，挿管予防）（www.carecuremd.jp の麻酔・鎮静のケア参照）
- 胸郭の変形

3）Ⅰ型と診断され，家族が非侵襲的呼吸ケアに関心がある場合

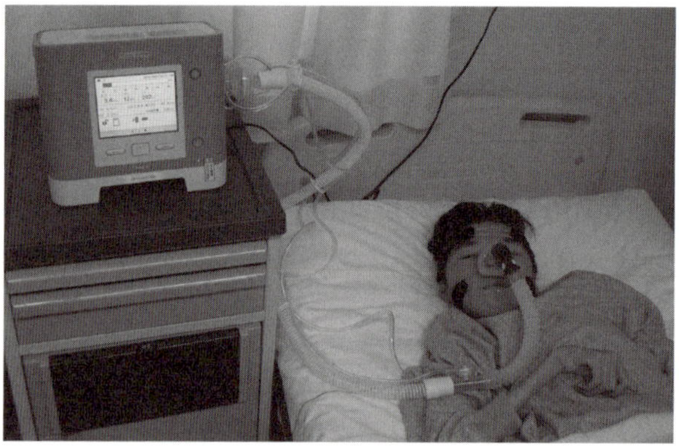

図 5　鼻マスクと人工呼吸器による NPPV

▶適応の前提条件

- 気道クリアランス（☞ 64 頁，FOOT NOTE）が保てる人的・物的環境（特にⅠ型における気管挿管と抜管の医療環境）
- 本人（または本人が意思確認困難な場合は家族）が理解して望んでいる

NPPV の機器

▶人工呼吸器

NPPV には，あらゆる陽圧式人工呼吸器が使用可能です．従量式と従圧式，呼気弁の有無の選択ができる機種で，いろいろな条件を試すことが奨められています．

【慢性期（在宅など）の携帯型人工呼吸器（急性期も使用可能）】

①呼気弁のある回路と呼気弁のない回路の両方使用可能な人工呼吸器

②呼気弁のある回路で使用する人工呼吸器

③バイレベルパップ専用機（呼気弁のない回路で使用する NPPV 専用機）：2 つの気道内圧レベル（高圧相または吸気圧 = inspiratory positive airway pressure：IPAP，アイパップ

と低圧相または呼気圧＝expiratory positive airway pressure：EPAP，イーパップ）を交互に行うことで，その圧較差で換気が補助されます．

【急性期の人工呼吸器】

最近では，従来気管内挿管だけで使用されていたICU専用の人工呼吸器に，NPPV用の選択モード（NIVモードなどと表示）が備えられるようになりました．

▶人工呼吸器のモード選択

【ボリューム（量）設定型と圧設定型】

一般に，小児，閉塞型睡眠呼吸障害が主体の例，喉咽頭機能低下がある例では，圧設定型が選択されることが多いといわれています．

【コントロール（またはT）モードの推奨】

現状の携帯型人工呼吸器の性能では，トリガーをかけるための本人の吸気努力により呼吸仕事量が増えたり，トリガーから換気補助までの遅れがあり，疲労や低酸素血症をきたす可能性があります．トリガー感度を上げ過ぎると，浅くて速い換気補助も効果的でないことがあります．そこで，コントロール（またはT）モードの効果的な活用が推奨されます．

▶人工呼吸器のバッテリー

内部バッテリーを備えていないものから，持続時間が6時間以上のものがあり，病態により選択します．内部バッテリーを備えていないものは，急な停電（瞬間停電でも）で停止したり，不具合が生じる可能性があり，無停電電源装置を付けて使用します．緊急時や移動のために，外部バッテリーやシガーライターケーブルにつなぐインバータなどを用意します．

▶インターフェイス

【種類】

鼻マスク数種類，鼻プラグ複数，フェイスマスク複数，顔マスク，マウスピースなどから選択します．小児では，選択の種類が限られています．フェイスマスクは，話せないことや嘔吐や咳で危険なため，ICU以外では使用を控えます．急性期には，適合するマスクを探すまでの間，麻酔用のマスクをゴムバンドで固定して短時間フィットさせることもできます．

【呼気孔の有無】

インターフェイスは，呼気弁のない呼吸回路に接続する場合は，CO_2の再呼吸を防ぐためにマスクの一部や回転コネクターなどに呼気排出孔があるものを使用します．呼気弁がある呼吸回路につなぐ場合は，呼気排出孔がないインターフェイスを使用します．

NPPV の導入

▶人工呼吸器の初期設定

コントロールモード(または S/T). 従圧式でも従量式でも気道内圧 8cmH_2O から開始(従量式では 10ml/kg くらい). 呼気終末気道陽圧(PEEP)はゼロ(呼気弁のある回路)か最小(呼気弁の無い回路). 回数は 12 ～ 25 回くらい. I/E は 1/1.5 前後.

▶手順・モニタ環境（酸素飽和度，脈，できれば経皮 CO_2）

- 臥位またはリクライニング位
  患児のリラックスを最大限にできる環境を工夫：親の腕の中，テレビ，ビデオ，本の読み聞かせやぬいぐるみ，プレパレーション（絵本や絵カード利用も）.
- マスクを医師か看護師が手でもって，まずは，患者さんの手や，胸や，頬にあてて，1 ～数回の吸気を感じてもらう.
- 鼻にマスクをあて，人工呼吸 1 サイクル（吸気を吸い込むことを奨励）
- 上記のようにして人工呼吸を数サイクル～ 1 分ぐらい（吸気での胸の上がりを確認. 呼気弁のある人工呼吸器では，呼気弁からのエアの流出を確認）.
- インターフェイスをベルトで固定し，条件を調整し，NPPV 時間を延長.
- NPPV を 1 時間程度まで延長できたり，傾眠になれば，睡眠時使用に挑戦.

▶人工呼吸器の最終設定のポイント

- 酸素と CO_2 の正常化（睡眠時も含めて経皮モニタで確認）を目指し，不快感を最小にします（脈が安定化する，睡眠の量と質の確保）.
- 量や圧の選択：最終的には気道内圧が 15cmH_2O 以上になる条件が推奨されます.
- PEEP の有無：重症肺炎や肺水腫を合併していなければ最小値かゼロにします.
- 呼吸回数：12 ～ 30 回程度.
- 吸気時間：I / E 比が，1 / 1 ～ 1.5（呼吸回数が遅ければ 1 / 2 なども）.

【睡眠時 NPPV の条件例】

モード：T

IPAP：15cmH_2O

EPAP：0cmH_2O

呼吸回数：18

I / E（吸気 / 呼気の比）：1 / 1.4

表2　合併症対策

褥瘡予防	・鼻マスク，鼻プラグ，マウスピースの複数選択 ・固定用テープ/カブレステープ（共和，医療用ビニールテープ）を皮膚に貼る
腹部膨満予防	・排便コントロール（1日1回の排便があるように緩下剤や浣腸） ・1回の食事量や時間，または経管栄養の量や回数，時間の調整
エアリークの予防	・下顎バンド（チンストラップ），あるいはキッチンペーパーで口唇を覆い下顎バンドで固定

急性呼吸ケア・マネジメント

ウイルス性呼吸器感染は，呼吸筋の低下を促進し，気道分泌物を増し，呼吸困難を増します．低酸素血症を呈することもあります．最初の治療は，気道分泌物の移動と，徒手かMI-Eによる咳介助を用いた気道クリアランスです．換気補助なしの酸素投与のみは，第一選択の治療ではありません．

入院した場合は，病院では2時間ごとに気道クリアランスプロトコルと呼吸サポートを行うことがあります(重症度やX線写真の変化で加減します)．もし，SpO_2が94％未満なら，カフアシストを1日に何回でも使用します．もし，カフアシストでも改善がなければ，気道クリアランス治療が追加され，NPPVを使用，時間延長します．

急性の病状の際に，一時的に気管内挿管による人工呼吸を要することがあるかもしれません．気道クリアランスと呼吸サポートが最大に行われても低酸素血症が持続する場合は，酸素付加を（人工呼吸による換気補助に加えて）行います．

回復期において抜管を試みるのは，発熱がなく，酸素付加なし（ルームエア）の換気補助によりSpO_2が96％以上，胸部X線写真で無気肺や浸潤影なし，気道分泌物の明らかな減少，呼吸抑制のある薬剤を最小限にした時です．抜管後は，NPPVに移行します．抜管前に，人工呼吸器の設定は，携帯型人工呼吸器に移行できる条件までウィーニングします．人工呼吸器のウィーニングは，覚醒時だけに行います．抜管する前に，プレッシャーサポート（PS）やCPAPトライアルをするべきではありません．それは，SMAにおいては，無気肺や疲労を招くだけです．PSやCPAPを経ないで，十分に換気補助する条件のままで抜管してNPPVに移行します．

挿管への移行

吸気時に同調する胸郭の広がりが不良であったり，頻脈が継続する場合は，NPPVの効果が得られません．①酸素付加してもSpO_2が94％未満，②高炭酸ガス血症による意識消失，③肺炎や無気肺の増悪の場合は，NPPVを一旦中止して，気管挿管による治療に変更します．その後，状況が改善したら抜管します．

SMA Ⅰ型の非侵襲的呼吸ケア

Ⅰ型の子どもの非侵襲的呼吸ケアは，子どもの呼吸管理を選択する家族による要望と，呼吸管理の進歩により発生した，発展途上のケアの分野です．

Ⅰ型の慢性ケアにおいては，緩和ケア（診断後から，生命とQOLを最大にするための専門治療）を考慮します．この緩和ケアは，気道分泌物の移動，気道クリアランス，NPPVを含みます．これらの技術は，家への退院を促進し，家でなるべく長く子どもをケアすることができるようにします．これらの技術を用いることにより，呼吸症状を軽減し，QOLを向上し，PICU入院や気管切開を回避して快適に過ごせます．そして，心理的，社会的，スピリチュアルに，個々のSMA患児と家族をサポートしやすくします．

ロンドンで，1993年以降，SMA Ⅰ型13例がNPPVを活用しました．声を失うことなく，胸郭変形を改善し，苦痛を軽減し，延命することが可能でした．但し，気管挿管および抜管は，経験ある多職種のいる三次専門病院でのみ可能です．このため家族には，「どこの病院でも気管内挿管をプロトコルで抜管してNPPVに戻せるわけではない」ことを周知します．また，MI-Eの器械は，どこの病院にもあるわけではないので，家族が常時持参することを指導します．NPPVやMI-Eを活用する“新環境順応”を要すると提言されています．

気管切開人工呼吸

気管切開チューブの留置と人工呼吸器を使用します．長期気管切開人工呼吸の患児のQOLの維持には，多職種によるサポートを要します．

気管切開は，SMA Ⅰ型に緊急に（気管挿管後すぐに）適応されるべきではありませんし，SMA Ⅰ型に対する気管切開人工呼吸の適応については，議論が絶えません．SMA Ⅱ型，Ⅲ型，Ⅳ型に対しては，気管切開人工呼吸は回避できます．SMA Ⅰ型のある子どもでは，終日のNPPVを要し（NPPVの除去時間がない），体調のいい時にも気道確保が不安定で，NPPVがはずれて呼吸困難になることが頻回な場合，気管切開人工呼吸にメリットがあるかもしれません．また，SMA Ⅰ型のある子どもは，気管切開人工呼吸をしなければ生命を維持することができない医療環境にいるかもしれません．但し，典型的なSMA Ⅰ型では，気管切開人工呼吸を行うと，人工呼吸の離脱時間がゼロになり，ほとんど発声や会話はできなくなります．

参考文献

1）Schroth M: Special considerations in the respiratory management of spinal muscular atrophy. Pediatrics 123: S245-249, 2009（www.carecuremd.jp に訳文掲載）
2）Wang CH, Finkel RS, Bertini ES, et al: Participants of the International Conference on SMA Standard of Care. J Child Neurol 22: 1027-1049, 2007
3）石川悠加編著：JNN スペシャル No83. NPPV（非侵襲的陽圧換気療法）のすべて．これからの人工呼吸．医学書院，東京，2008
4）Chatwin M, Bush A, Simonds AK: Outcome of goal-directed non-invasive ventilation and mechanical insufflation/exsufflation in spinal muscular atrophy type 1. Arch Dis Child 96: 426-432, 2011
5）Bach JR, Vega J, Majors J, Friedman A: Spinal muscular atrophy type 1. Quality of life. Am J Phys Med Rehabil 82: 137-142, 2003

（石川悠加・三浦利彦・竹内伸太郎）

9章 リハビリテーション

9−1 運動機能の評価法（Hammersmith運動機能評価スケール）

脳で「手や足を動かそう」と考えると，その命令が神経線維を伝わって下りてきて，脊髄で次の神経細胞に命令を伝えます．そしてこの命令は神経線維を伝わって行き，筋肉に到達します（☞ 1章2頁）．SMAでは，命令の乗り換えの場所である脊髄前角細胞が特異的に変性脱落を生じ，結果的に筋肉を動かすことが難しくなります．日常診療において，SMA患者さんの運動機能は，徒手筋力テスト，握力，臥位から立位への所要時間，粗大運動の評価などを用いた測定を行っています．これらの測定法は施設や検者により，施行法や評価法が異なっています．多施設間で統一した方法により機能評価を行えるように，スコア化されたSMA運動機能評価スケールを紹介します．

Hammersmith運動機能評価スケールについて

我々は，SMAの患者さんにおいて，経時的な変化を観察し，特に治療的な介入の効果をとらえる目的で，Modified Hammersmith Functional Motor Scale（MHFMS）scoreを用いています（**表1**，**図1**）．これは，2003年にイギリスのHammersmith HospitalのMuntoniらがSMA患者さんの運動機能の評価スケールとして提唱し，2006年にさらに検者による結果の差異が少なくなるように改編したものです．

運動障害に対する経時的な経過の観察および治療効果判定に使用する方法は，反応性という側面を確保するために，機能レベルに合わせて選択される必要があります．MHFMSは歩行が困難となり，独坐が可能なSMA Ⅱ型，Ⅲ型に対して，運動機能を評価するのに適しています．海外におけるSMAに対するバルプロ酸ナトリウムなどの治験においても，治療効果判定にMHFMSが使用されている現状があります．評価項目は，坐位から始まり，臥位と寝返り，立位，歩行の領域に分類され，全20項目をスコア0（全くできない）からスコア1，スコア2の40点満点で採点します．

表 1　Hammersmith 運動機能評価スケール

	スコア 2	スコア 1	スコア 0
1	床もしくは椅子に坐位保持可，手の支持なし	片手の支持を要する	両手の支持が必要／坐位保持不可
2	足を伸ばして坐位可能，手の支持なし	片手の支持を要する	両手の支持が必要／坐位保持不可
3	坐位で片手を耳の高さに挙げる（左右とも）	頭を手の方に曲げる	不可能
4	坐位で両手を耳の高さに挙げる	頭を手の方に曲げる	不可能
5	坐位から臥位になる（安全に，偶然でなく）		不可能
6	仰臥位で頭を挙げる	首が側屈をしてから頭部を挙上	不可能
7	仰臥位から側臥位まで寝返り（左右とも）	右か左のいずれかのみ可能	不可能
8	右下にして腹臥位から仰臥位に寝返り	腕の力を利用すれば可能	不可能
9	左下にして腹臥位から仰臥位に寝返り	腕の力を利用すれば可能	不可能
10	右下にして仰臥位から腹臥位に寝返り	腕の力を利用すれば可能	不可能
11	左下にして仰臥位から腹臥位に寝返り	腕の力を利用すれば可能	不可能
12	腹臥位で頭を挙げる（両腕は脇に下げて）		不可能
13	腹臥位で前腕を床につけ頭を挙げる	その姿勢にすれば保持	不可能
14	腹臥位で腕を伸ばして頭を挙げる	その姿勢にすれば保持	不可能
15	四つ這い姿勢をとる	その姿勢にすれば保持	不可能
16	四つ這い移動をする	頭を挙げれば四つ這い可能	不可能
17	仰臥位から横向きになって坐位になる	腹臥位を経れば可能	不可能
18	片手の支持で立位可能	最小限の力で胴を支えれば可能	膝や腰の支持が必要／不可能
19	支持なしに立位保持可能（3 秒以上）	支持なしに立位保持可能（3秒間）	一瞬のみ立位保持可能／不可能
20	支持なしに 4 歩以上歩く	支持なしに 2 ～ 4 歩歩く	不可能

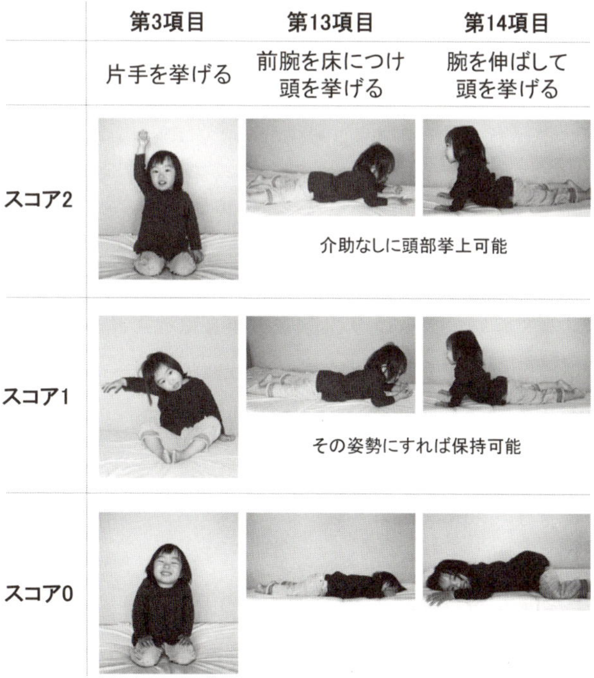
第3項目
第13項目
第14項目
片手を挙げる
前腕を床につけ頭を挙げる
腕を伸ばして頭を挙げる
スコア2
介助なしに頭部挙上可能
スコア1
その姿勢にすれば保持可能
スコア0

図 1　Hammersmith 運動機能評価スケール施行例

運動機能評価を行うということ

できるだけ早く，承認を受けたSMA治療薬を届けるために，わが国においても治験を進めていく必要があります．その際には適切な治療効果判定が必須となります．治療介入前後において信頼性の高い評価法を治療効果判定の指標としていけるように，多施設間で統一した運動機能評価法が用いられるようにしていきたいと考えています．MHFMSでは評価が難しい人については，現在，別の運動機能評価法を作製し，検討を行っています．

経時的に適正な評価を行うということは，適切な治療介入による生活の質の向上に寄与し，新しい治療法開発の礎にもなります．

参考文献

1）Main M, Kairon H, Mercuri E, Muntoni F: The Hammersmith functional motor scale for children with spinal muscular atrophy: a scale to test ability and monitor progress in children with limited ambulation. Eur J Paediatr Neurol 7（4）: 155-159, 2003

2）Krosschell KJ, Maczulski JA, Crawford TO, Scott C, Swoboda KJ: A modified Hammersmith functional motor scale for use in multi-center research on spinal muscular atrophy. Neuromuscul Disord 16（7）: 417-426, 2006

（荒川玲子）

9−2 リハビリテーションの立場からみたSMA

病型と症状

SMAによる障害は病型によってかなり異なります．Ⅰ型は生後6か月までに発症し，筋緊張低下のためフロッピーインファントの状態を呈します．坐位を保持することはできず，呼吸不全，哺乳困難などを伴います．人工呼吸器管理を要しますが，人工呼吸器管理なしでは，生後2年までにほとんどが死亡します．Ⅱ型は1歳6か月までに発症し，起立や歩行の獲得は困難ですが，坐位保持は可能です．成長に伴って側弯が著明になり，重症な症例では呼吸不全を示します．Ⅲ型は1歳6か月以後に発症し，自立歩行を獲得しますが，徐々に歩行が困難となり起立も不可能となります．上肢の挙上もできなくなります．Ⅳ型は成人発症型です．

筋力低下

Ⅰ型は低緊張で股関節外転・外旋位で上肢は挙上できず，手指や足趾をわずかに動かすのみです．Ⅱ型の筋力は遠位筋が近位筋（股関節周囲筋や肩甲帯筋）より，上肢筋が下肢筋より，屈筋が伸筋より強く，左右差はありません．筋力は徐々に低下しますが，遠位筋の障害の程度は大きくありません．Ⅲ型では筋力低下の進行はⅡ型に比べ遅く，筋力は上肢筋と下肢筋，屈筋と伸筋で差はあまりみられません．上肢において屈筋のほうが伸筋に比べると強かったとする報告もありますが，下肢では差を認めていません．歩行できる患者さんは歩行できない患者さんに比べ強い筋力を有します．歩行できなくなったⅢ型の筋力はⅡ型とほぼ同等になります．

筋力は徒手筋力テスト（MMT）で評価することが多いですが，経時的変化を観察するなら，ハンドヘルドダイナモメータなどによる定量的筋力測定が優れています．筋力増強訓練は過度に施行（過用）すべきではありませんが，適度な訓練は筋力や持久力の維持・向上に有用です．

関節拘縮・変形

Ⅰ型では肩関節内旋，手関節屈曲，手指MP関節伸展，PIP・DIP関節屈曲，顎関節などの拘縮がよく起こります．Ⅱ型では股関節，膝関節，肩関節の関節に可動域（ROM）制限がみられますが，Ⅲ型ではその程度は小さく，肩関節にしばしば認められます．Ⅲ型において下肢の拘縮が少ない理由は，歩行がある程度維持されるためと考えられます．常時坐位生活をしているSMA患者さんでは，股関節伸展・膝関節の伸展制限は，同程度の福山型筋ジストロフィー患者さんに比べて著しいことが多いようです．25°以上の肘関節の屈曲拘縮は日常生活動作（ADL）に支障が生じ，股関節，膝関節の屈曲障害は歩行の障害となります．

関節可動域の維持・関節拘縮の予防のため，リハビリテーションとしてROM訓練，ストレッチが行われます．Fujakらの報告では，足部変形予防のため13%の患者さんに下肢装具が処方されていました．また，夜間に拘縮予防のために装着するナイトスプリントが用いられることがあります．装具は変形の矯正が可能な症例に適応となります．

脊柱側弯変形

Ⅱ型では2～4歳ごろに側弯が発生し進行します．Ⅲ型では歩行不能になると認められるようになります．Carterらの報告では，Ⅱ型とⅢ型の78%に側弯が認められました．

Ⅱ型の側弯の進行は速く，歩行できないⅢ型の患者さんの 30％に側弯が認められました．側弯の進行を防止するために，脊柱の伸展や姿勢の指導，体幹コルセットの装着，車椅子へのパッドの添付，坐位保持装置の作製などを行います．Fujak らの報告では，SMA 患者さんの 59％に体幹コルセットが用いられていました．しかし，脊柱側弯が認められるようになってから，姿勢の指導，コルセットの装着，パッドの添付などを行っても，側弯の進行を防止することは困難です．最近では側弯に対して整形外科的手術治療が行われています．

呼吸・摂食障害

Ⅰ型およびⅡ型の最大の問題は呼吸器の感染と呼吸不全です．Carter らの報告では，Ⅱ型の 70％に呼吸障害が認められました．Ⅲ型では呼吸障害は稀です．呼吸障害は，肋間筋麻痺，気道分泌物（痰）の排出障害，無気肺，肺の低形成，側弯に伴う胸郭変形などによります．横隔膜の筋力は保たれています．

Ⅰ型では気管内挿管や気管切開による呼吸器管理を行わなければ 2 歳以上生存することは稀です．Ⅱ型では鼻マスクなどによる NPPV（☞ 8 章 65 頁～）の使用により呼吸不全への対応ができるようになりました．呼吸障害に対する予防には，体幹変形の予防，胸郭可動性の維持（ストレッチ，深呼吸），呼吸筋訓練，呼吸法の指導，気道内分泌物の排出（体位変換，催咳法など），気道感染の予防などがあります．Ⅰ型では球麻痺や顎関節の拘縮により，多くの患者さんが経管栄養になります．

認知・知的機能は正常

SMA では，認知・知的機能は正常であり，経過による変化は認められません．普通学校に入学することが多く，十分な知的発達を促すために環境づくりが重要です．

立位・歩行障害

Ⅱ型では初めから，Ⅲ型では発症後立位保持や歩行が困難となってきます．立位を保持していくことは，筋力維持，下肢拘縮・脊柱変形の予防，骨粗鬆症の予防，心理的効果などがあります．立位保持のための装具として，しばしば standing frame や骨盤帯付き両側長下肢装具が用いられます．頭部の保持ができることが必要条件です．装具を使用して歩行能力を維持することは，側弯の進行を抑える効果もあります．Fujak らの報告では，移動手段としてⅠ～Ⅲ型の患者さんの 75％に車椅子が処方されており，上肢の筋力が弱いためその 4/5 が電動車椅子でした．車椅子は歩行が困難となる 3 歳前後に最初に処方されます．体幹や頭部の保持の可能なことが条件となります．

一般に，筋力の低下は機能の低下と相関します．しかし，歩行・移乗・起立・階段昇降などが，著明な筋力低下を呈する患者さんで可能な場合があります．筋力低下と能力低下とが必ずしも一致しません．比較的保たれている上肢や末梢の筋群により代償されている可能性があります．

参考文献

1）Carter GT, Abresch R, et al: Profiles of neuromuscular diseases. Spinal muscular atrophy. Am J Phys Med Rehabil 74（Suppl）: S150-S159, 1995
2）里宇明元：小児のリハビリテーション．脊髄性筋萎縮症．総合リハ 27: 431-441，1999
3）Kroksmark AK, Beckung E, et al: Muscle strength and motor function in children and adolescents with spinal muscular atrophy II and III. Eur J PaediatrNeurol 5: 191-198, 2001
4）Febrer A, Rodriguez N, et al: Measurement of muscle strength with a handheld dynamometer in patients with chronic spinal muscular atrophy. J Rehabil Med 42: 228-231, 2010
5）Fujak A, Kopschina C, et al: Use of orthoses and orthopaedic technical devices in proximal spinal muscular atrophy. Results of survey in 194 SMA patients. Disabil Rehabil Assist Technol 6: 305-311, 2011

（猪飼哲夫）

9−3　SMAのリハビリテーション（機能訓練）

機能訓練のポイント

SMA 患児は，知的発達は良好ですので指導内容をよく理解し実行してくれます．知的面と運動面の潜在能力が十分に活かされ，ADL の快適さが得られるよう，現状を把握し，予後を踏まえた現在の目標をたて対応していきます．

全身の筋力が進行性に低下し，また，筋力低下が不均衡のため関節拘縮が生じます．関節拘縮は，運動の効率低下を招き，機能低下が加速するといわれています．呼吸を含めた効率よい運動を行うためにも四肢関節や胸郭脊柱の可動域を確保し，運動することで廃用性の筋力低下を予防，機能維持へつなげていきます．

Ⅰ型，Ⅱ型，Ⅲ型の筋力の程度や運動能力に違いはありますが，どの型にも共通して運動機能が発達・維持する時期から低下する時期へ移行していきます．各時期で運動指導の内容と量が異なりますが，SMA 患児はすべての時期において呼吸を含め全身が疲労しやすいため，過度の負荷をかけない範囲で運動を促します．運動負荷が過度となると筋疲労を起こし逆に筋力低下につながります．運動の適量の判断が難しいですが，一つの目安として，運動が過負荷となった場合，運動施行中や運動後数時間，「動作速度や運動範囲が減少，可能だった動作が行いづらい，できなくなった」などの症状が生じたり，翌日においても「動きたがらない，臥位で過ごしたがる，休息をとりたがる，睡眠時間がいつもより長い，機嫌が悪い，食欲がない，元気がない」などの症状がみられるようです．何より本人の訴えを聞き，随時確認することが大切です．感染や体調不良など他の原因がなく，運動後このような症状がみられた時は，十分に休息を入れ，運動量を確認し，次から運動量を減らします．

患児自身の状態や時期，環境により至適な運動内容と量が違いますので，適宜その時期の状態を評価し可能な運動と量を指導します．できるだけ楽しく楽に動けるよう環境を工夫し，成長に合わせて運動内容を選択し，運動の必要性を患児と家族に伝え，自主的，習慣的，長期的に行えるよう工夫して指導します．

筋力低下・関節拘縮に対して

機能・能力評価とともに筋力，関節可動域を評価します．筋力の不均衡や習慣的な運動方法などにより筋の短縮や関節拘縮がどこに起こりやすいのかを予測し，関節拘縮と廃用性の筋力低下を予防し機能維持に努めます．

廃用性筋力低下の予防と機能維持には運動が必要で，運動は抵抗運動よりも自動運動にて，自動運動が困難なら自動介助運動にて，単純な関節運動よりも動作を通じて，楽しみながら行える，目的をもたせた運動にします．

関節拘縮に対しては，ROM 訓練とストレッチを少なくとも 1 日に数回，可動域のすべての範囲を，自動または他動で動かします．毎日数回行うためには家族のみでなく，患児に関わる周囲の人への指導が重要です．25° 以上の肘屈曲拘縮は日常生活動作の 17%に障害をもたらすといわれています．

▶ I 型

機能的には定頸や自力での坐位保持が困難で，早期から呼吸に問題が生じるため呼吸器装着にて行うことがあります．四肢の可能な運動を見つけ促しますが，手関節，手指，足部足指以外は重力に抗した運動が困難です．重力除去位では肩内外転，肘屈曲伸展，前腕回内外，股内外転，膝屈曲運動が可能なこともあります．肩内旋，前腕回内，手掌屈尺屈，PIP 屈曲，DIP 屈曲，股屈曲，膝屈曲，足底屈内反の拘縮が生じやすく，四肢の各関節は十分にストレッチします．また，脊柱筋，肋間筋，骨盤周囲筋のストレッチも同時に行います．

運動の潜在能力を最大限に引き出し発達を促すためには，感覚刺激が重要です．SMA 患児の感覚は正常ですが，自分の手足をみながら運動を行うことができないため，できるだけ自分の上下肢や動かす部分がみえるように姿勢を調整し，聴覚，触覚，固有覚を視覚で確かめ感じさせながら行います．そうすることで楽しく運動が引き出され，知的発達へもつながります．自発運動は，疲れない範囲で援助し知的に満足できるような課題を考えます．

具体的には，四肢を屈曲位に立てる（肘屈曲・立て膝）ように，両側からタオル，クッションにて肢位を保持し，肘固定にて手関節，手指で触らせる，叩くなど，足部を固定し膝で軽いものを挟みそれを落とすなどを行わせることで随意的自発運動を促します．また，上下肢をスリングなどで保持し，重力除去位で少しでも自分で動かせる関節とその方向を見つけ，その運動を促します．スリングの位置を変えることで，多方向に運動が引き出され，動いた先に音の出る玩具などを置くと楽しんで行ってくれます（**図 1**）．スリングを使用する時は，上下肢の体重がかかる部分に局所的な圧迫や痛みが生じないよう，体重を受ける面を広くしたり，装具などを装着して行います．臀部が少し浮くように両下肢をもち上げ，臀部を揺らすよう促すことで体幹も随意的に動かしやすくなります．手指では，視覚的に確認させながら多様な素材の物を触れさせたり，押したり，叩かせたりなど指先への感覚や運動を介助し経験させます．

気管切開で発声でのコミュニケーションが困難な場合，成長とともに手指や顔面の動き（瞬き，眉や口角の運動など）をコミュニケーション手段として使うこともあります．鏡を使いながら，顔面運動や表情を豊かにし，手指の動きも使いながらこれらの動きを意思表示の合図として結びつけたりします．

坐位保持装置による抗重力姿勢の保持と運動は，周りや自分の上肢がみやすくなり，運動や環境への興味を引き出しやすくなります．

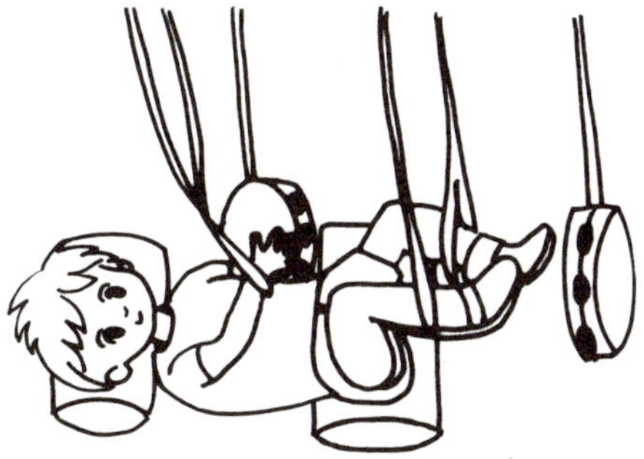

図 1

▶ Ⅱ型

坐位保持や寝返りが可能ですが，自力歩行は困難です．移動手段の確保と自立を促します．

初期では上肢は重力に抗した運動がみられ，特に肘屈曲，前腕回内，手指は長期に維持されます．自力移動や介助立位が困難な時期から，肩内旋，肘屈曲，前腕回内，手掌屈尺屈，PIP 屈曲，DIP 屈曲，股屈曲，膝屈曲，足底屈内反または足背屈外反の拘縮が進んでいきます．

各関節のストレッチと寝返り・四つ這い・坐位での移動・坐位への起き上がりなどの移動や姿勢変換，器具や装置を用いた立位姿勢での上肢の遊びや活動など現在自力でできる動作を行わせ，1 日の活動量をできるだけ維持し毎日続けるよう促します．姿勢の単なる保持よりも少しでも動くこと，姿勢変換など移動することの方が全身の筋を使い筋力や体力の維持につながります．立位は，筋力維持，下肢拘縮・脊柱変形の予防，心肺機能の向上，骨粗鬆症の予防，心理的賦活の効果があり，自力での保持が困難でも立位器具や下肢装具を利用して積極的に行います．立位姿勢では体幹が伸展するよう角度や介助部分を設定し，患児自身にも体幹伸展を意識させます（**図 2**）．

自力での移動や姿勢変換が困難な時期では，坐位保持中心の活動となります．坐位は円背で頸部後屈，肩内旋･肘伸展･前腕回内位で手で体幹を支えるか，肘で支える姿勢をとってしまいます．臥位にて頸部を含めた脊柱，四肢関節の自動介助運動と十分なストレッチを行い，坐位でも介助にて体幹伸展回旋運動を行います．肘，手関節，手指は ADL に使用するため，特に十分にストレッチするとともに，普段使用できない肩，下肢などは，スリングなどを使用し重力除去位での運動を促します．自力坐位保持が困難となった患児も，膝屈曲，肘屈曲，前腕回内，手指屈伸運動が抗重力的に可能なことも多くみられます．

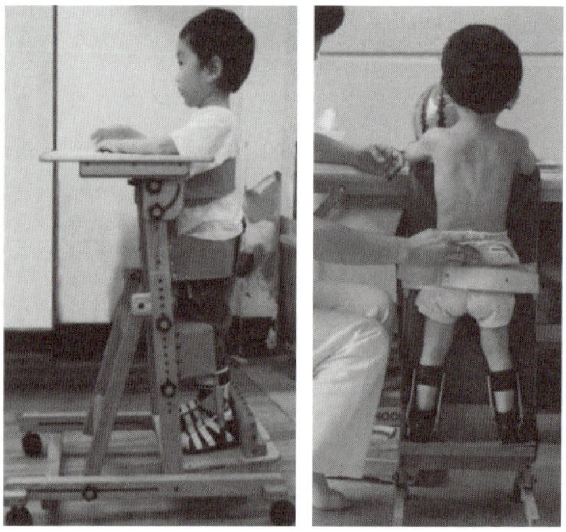

図 2

▶Ⅲ型

自力歩行が可能で歩行能力，体力の維持が目的となります．

初期では関節拘縮はなく，肘・膝関節は過可動域のこともありますが，歩行困難な時期より拘縮の危険があります．歩行可能な時期から腹臥位と背臥位で指先から頸部体幹の全身をしっかり伸ばすことを患児自身に意識して行ってもらいます．

歩行時は筋力がMMT3～4(すべての筋ではない)以上あります．筋力増強プログラムは，疾患の初期に始めるべきであり，最大よりも弱い抵抗での運動か，有酸素運動だけが用いられるべきだといわれています．夜寝た後に休息したと感じられる間は，1日2～3時間の立位や歩行，または水泳を勧めている報告があります．楽しむことができ，目的のある活動の中で，歩行距離の延長，立ち上がり，応用歩行など可能な動作をできるだけ毎日続け，活動量も日々の中で極端に減らさないように維持していきます．疲労すると歩行が動揺したり，動揺が大きくなる，転倒するなどの現象がみられます．遠距離などの移動が体力に対して過負荷な場合，車椅子，バギーなどの移動手段を確保します．

側弯に対して

側弯は，脊柱筋の左右差を伴った筋力低下と，下肢拘縮の左右差などにより，ねじれを伴った円背の不良坐位姿勢を習慣的にとることで生じます．立位・歩行・移動困難な時期から日常の大半を坐位姿勢で過ごすことで急激に変形が出現，進行するといわれています．

側弯の弊害として，胸郭変形に伴う心肺機能低下，消化器系の機能低下，臀部の局所的な圧迫による痛みと褥瘡，外観などへ影響しますが，特に坐位能力の低下，下肢への放散痛などがADLやQOLを阻害してしまいます．

側弯の進行をくい止めることは困難ですが，日常必要な坐位保持を維持するためにも側弯を増悪させないことが大切です．脊柱・胸郭を伸張し構築的側弯をできる限り予防する必要があります．一方向のみの動作･運動だけでなくできるだけ多方向に動くよう，また，運動が阻害されない範囲で対称的な姿勢でいられるよう坐位保持装置や車椅子のシーティング，ポジショニング，コルセットなども工夫，利用し，指導します．コルセットは，脊柱の矯正よりも，坐位姿勢が保持しやすくなるように作製しますが，坐位での移動を困難にし，胸郭の運動を抑制，深呼吸がしづらいなど呼吸運動を阻害することがあり，注意を要します．車椅子坐位や坐位姿勢での活動時など体幹を長時間保持する場面を選んで使用します．

▶Ｉ型

日常の姿勢の中で，ベッドアップや介助坐位など抗重力姿勢時に脊柱が曲がったままの状態で長時間過ごすことが側弯につながります．脊柱屈曲伸展回旋側屈の可動性を促し，抗重力位での姿勢保持時には，体重を受ける臀部を固定し，脊柱ができるだけ対称的な伸展位で安定保持されるよう頭部，体幹の両側からタオルやクッションなどでポジショニングします．

▶Ⅱ型

坐り始めの後弯から側弯へ進行します．側弯に対し脊柱固定術が施行される場合も増えてきました．いずれの場合も，できるだけ構築的な側弯とならないよう，他動的に脊柱の伸展回旋の可動性を促します．自動または自動介助で臥位での全身伸展，寝返りの中での脊柱伸展回旋，坐位での意識的な脊柱伸展運動を行います．また，日常の坐位姿勢が左右どちらかに偏りすぎないように対称的に坐る時間を作ります．坐位での活動時には，対称的に坐るために，坐位保持装置や体幹装具などを作成し体幹を保持，不良姿勢を少しでも防ぎます．

▶Ⅲ型

歩行不能の時期から後弯側弯へ移行します．定期的に脊柱の状態を評価し，日常の姿勢や運動で偏りがないか確認します．臥位，坐位，立位にて自動での脊柱の伸展回旋運動やストレッチなど指導します．

無気肺・呼吸への対応

SMA 患児の横隔膜の動きは維持されやすいのですが，肋間筋や腹筋は低下し換気運動に影響します．通常吸気時には横隔膜の収縮により胸腔内の陰圧が増しますが，SMA 患児の胸郭の固定力が弱いため胸壁は胸郭内方へ変位します．一方，腹壁は横隔膜の収縮によって腹腔内の陽圧が増し腹壁に伝わり，その力が弱化した腹壁を膨隆させ，腹腔内の陽圧による胸壁の拡張には結びつきません．呼気は吸気量が減少していることに加え，膨隆した腹壁が減衰して行く際に胸壁を拡張させる力となってしまい呼気量も減少します．結果，胸壁，腹壁の弱化によって横隔膜収縮は吸気量に還元されず 1 回換気量は低下します．1 回換気量の減少に対しては呼吸数を増加させ換気量を維持します．胸・腹壁筋の弱化は咳嗽力も低下させます．これらの筋の弱化に加え側弯がある場合，胸郭運動の左右差や上部胸郭，下部胸郭の動きの不均一により，換気運動そのものが妨げられ，より一層換気量の低下，予備能力の低下も招きます．こうした換気量の低下や換気の不均一性は微小無気肺を生じやすくします．前記状況の患児が感染や誤嚥性肺炎などによって気道内分泌物が増加した場合，気道クリアランスが困難となり，もともとの換気量の低下や不均一，微小無気肺によって容易に呼吸不全に陥りやすくなってしまいます．リハビリテーションでの対応としては，1）感染予防への日常の管理を指導すること，2）胸郭が動きにくくならないよう胸郭と脊柱の可動性を保つこと，3）呼吸筋力維持の運動を促すこと，4）気道内分泌物の除去，排痰の介助方法を患児自身と家族へ練習指導しておくことが大切です．

Ⅰ型，Ⅱ型，Ⅲ型に共通して行います．

▶日常の管理

患児だけでなく周囲の人々も外出後の手洗いやうがいなど感染予防に注意します．排痰時に必要な多様な姿勢が取れるよう，特にⅠ型では背臥位だけでなく，左右側臥位，坐位，半腹臥位，腹臥位なども経験しておきます．Ⅱ，Ⅲ型では，たくさん移動や姿勢変換などの運動をすることで，脊柱が伸展回旋され，胸郭運動が保たれます．また胸郭伸張，深呼吸することも効果的です．

横隔膜の働きを効率よくするため，弱化した腹筋の代用として腹部へ腹帯をすることもあります．

▶胸郭と脊柱の可動性の維持

徒手での肋間筋のストレッチ，胸郭の伸張(捻転，側屈など)，脊柱伸展回旋側屈へ伸張し，胸郭の可動性を促します（**図3，4**）．

NIV（non-invasive ventilation）使用時，深呼吸時など吸気量を増やした時に併用したりします．

Ⅱ，Ⅲ型は，可能な範囲で体幹の伸展，回旋などの胸郭脊柱に対する運動を自主的に行うよう指導します．

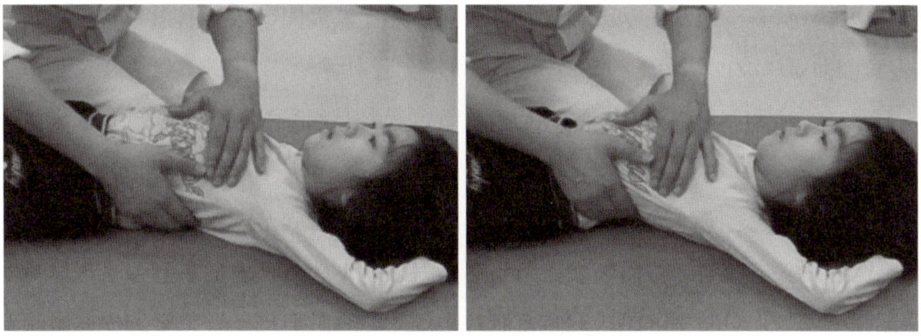

図3

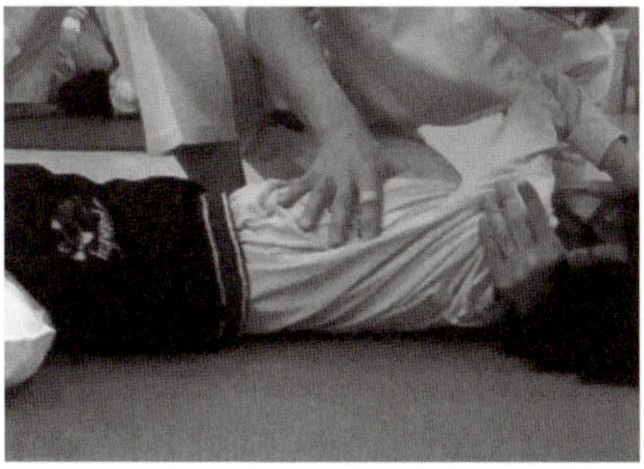

図4

▶呼吸運動

深呼吸，最大吸気後の息止め，口すぼめ呼吸など意識的な呼吸運動や舌咽頭呼吸を指導します．また，深呼吸時に腹部を圧迫し胸部にも空気が入ることを促します．その際，胸郭が拡大することを確認できたら腹部の圧迫をゆるめていきます（**図 5**）．腹帯を併用し深呼吸の吸気にあわせ脊柱や胸郭をもち上げ胸郭の広がりを助けたり，呼気介助により，胸郭可動性を促し換気量低下を予防します．

Ⅱ，Ⅲ型の幼少期には，腹部や胸郭の上に軽いおもちゃを置き，吸気時に意識的に胸郭や腹部を動かしおもちゃを落とす動作などで胸部，腹部を意識させたりします．大声で歌う，大きく発声する，長く発声する，笛を大きく長く吹く，紙を遠くに吹き飛ばす，ゆっくりと長く息を吐く，などの意識的な呼気の後に大きく吸う呼吸運動も幼少期から指導します．

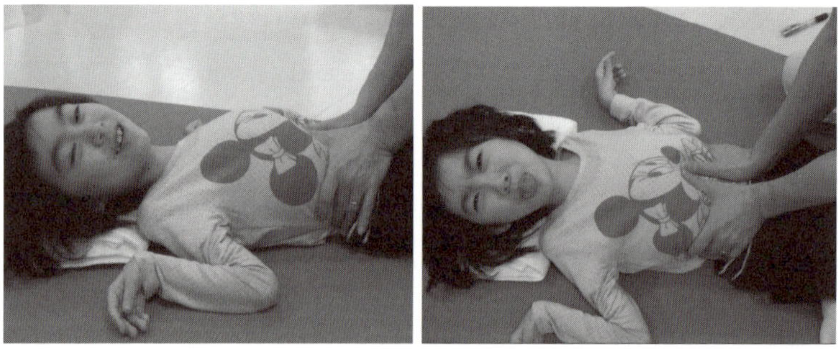

図 5

▶排痰方法

患児と家族に排痰方法を説明し理解してもらいます．実際の体位ドレナージとスクイージング，咳嗽介助がいつでも実践できるよう早期から指導します．必要時にはすべての体位が取れるよう，多様な姿勢と肢位のポジショニングを日頃から経験させておくことも必要です．特に腹臥位は必要な姿勢ですが，呼吸苦の時は，胸部腹部が圧迫され，拒否されやすい姿勢なので，半腹臥位，側臥位も指導しておきます．MI-E と呼気（咳）介助の併用も指導しておきます．

参考文献

1）Bach JR，大澤真木子 監訳：神経筋疾患の評価とマネジメントガイド．診断と治療社, 1999
2）斎藤加代子，小松美智子，安達みちる 監修：SMA ハンドブック「SMA ってなに？」．SMA 家族の会, 2002
3）安達みちる：SMA Ⅰ・Ⅱ・Ⅲ型療養児の理学療法．難病と在宅ケア 第 10 巻第 8 号：61-65, 2004
4）石川悠加：神経・筋疾患．小児科診療 第 65 巻 4 号：593-597, 2002
5）安達　拓，吉野克樹：実践 Mook 理学療法プラクティス 運動連鎖～リンクする身体 慢性閉塞性肺疾患―換気運動の連鎖―．文光堂，東京，pp158-163, 2011

（安達みちる）

9−4 日常生活動作と補装具 —車椅子・装具・コミュニケーション機器など—

SMA の日常生活動作（ADL: activities of daily living）について

SMA の患者さんは一般的に知的障害を伴わないのに対し，運動機能障害は重度であり日常生活で多くの困難さを感じています．年齢や個人差はありますがⅠ～Ⅲ型の症状それぞれについてまとめてみました．

Ⅰ型は日常生活全てにおいて介助を必要とします．しかし，わずかに動く身体部位を用いスイッチ操作を獲得することで自らの意志の表出や環境制御が可能となる場合もあります．Ⅱ型は書字や食事などの机上動作はほぼ可能です．しかし，姿勢変換や更衣，移乗動作など，日常生活における動作の大部分は介助が必要です．屋内外の移動は，車椅子もしくは電動車椅子を用いることで可能です．また昇降やリクライニング，ティルトなどもコントローラにて操作可能な電動車椅子を使用することによって，姿勢転換や移動範囲がより拡大します．Ⅲ型は屋外歩行，階段昇降などの応用動作，移乗動作などに関しては介助を要する場合が多いです．室内での移動や更衣，整容などに関しては可能ですが，時間を要し，実際に可能かどうかに関しては年齢や個人差が大きいと思われます．屋内の移動には車椅子や一般のキャスター付きの椅子が，屋外移動に関してはやはり電動車椅子が有効と思われます．

他に SMA の ADL や機能維持のために有効な装具類としては，前項（☞ 9 章 − 2, 76 頁）で立位の効果が述べられていますが，立位機能を維持したいⅢ型や自力立位の保持が困難なⅡ型で使用する立位保持装具があります．Ⅰ型では足部変形を予防するための装具が有効です．また，脊柱変形予防もしくは姿勢保持目的にて体幹コルセットも用いられることもあります．坐位保持が困難なⅠ，Ⅱ型には坐位保持装置を用い，良姿位にて抗重力位へ姿勢を保持することで，視界や上肢の活動性が拡大します．これらについて具体的に紹介します．

車椅子と坐位保持装置

▶自走式車椅子

自力での移動が困難である SMA の患者さんにとって，たとえわずかであっても自分で移動ができることは大きな意味をもちます．自走式車椅子ですが，楽に操作できるということを最も大切に考えた場合，車軸を可能な限り前に出す，タイヤを体に近づける，車体を軽くする，（坐位が安定して保持できれば）背もたれを低く，肩甲骨にかからない高さにする，小さな力でも操作性の高い車椅子を選ぶなどが挙げられます．フローリングやショッピングモールのような平地では比較的楽に操作できます（**図 1**）．

▶電動車椅子

筋力の弱い SMA の患者さんにとって，やはり自走式では限界があります．集団のスピードについていくことは困難ですし，屋外の不整な路面では操作ができません．活動範囲が広がると同時に電動車椅子の導入が必要となってきます．その導入時期に関しては，状況により様々ですが，学齢前や小学校低学年の最初の電動車椅子としては，YAMAHA の JWX1 のような簡易ユニットが適していることが多いです．このタイプの電動車椅子の特徴は，電動と自走の切り替えができることです．また，折り畳みが可能で軽量なため，もち運びが容易です（**図 1**）．

●普通型車椅子
パンテーラ　ミクロ
（固定車，折り畳み不可）
軽量，車軸とタイヤが体に近い．また固定車であり遊びが無いために弱い力でも操作しやすい．

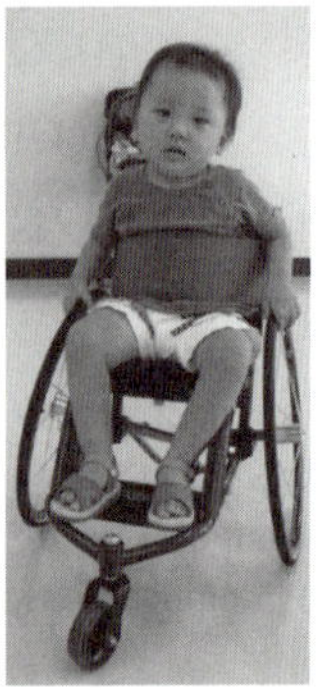

2 歳 6 か月
車椅子により，自ら移動することが可能となった．

●電動車椅子簡易型 A（折り畳み可能）
YAMAHA　JWX1
電動操作と自走操作（介助）の切り替えが可能

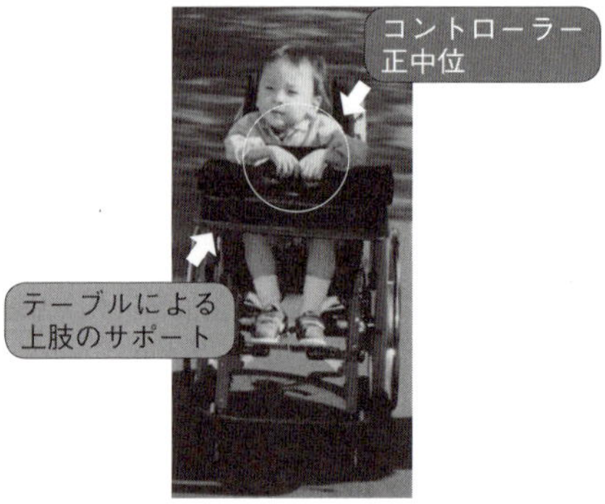
コントローラー
正中位
テーブルによる
上肢のサポート

3 歳 9 か月
電動車椅子（コントローラー正中）
テーブルとコントローラー正中の設定により，弱い力での操作が可能，かつ対称姿勢を保つこともできる．

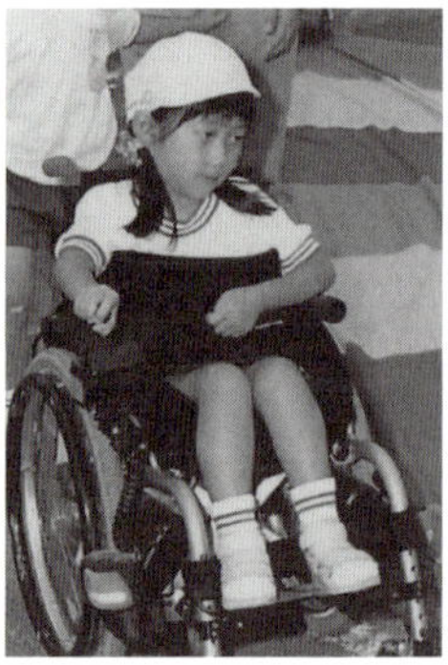

5 歳　SMA Ⅲ型

図 1　車椅子①　—年少者の自力移動の獲得を目的として—

社会活動への参加が増え，1 日の大部分を車椅子の上で過ごすような場合は，リクライニングとティルト，フットレストのエレベーティング，昇降機能も自ら操作できる多機能な電動車椅子が適しています．バッテリーの容量も大きく，長距離の持続的走行も可能です（**図 2**）．

年少者への電動車椅子の処方で大切なのは，電動車椅子を使用する環境があり，それに適した安全な操作が可能であることです．手順としては第一に操作練習を十分に行い，次

●電動車椅子（ペルモビール社　C300）

電動操作機能：リクライニング＆ティルト，シート昇降，フットレストエレベーティング

使用者：SMA Ⅱ型　大学院生

様々な機能が電動操作できるため，移動だけでなく，姿勢転換や視界・リーチ範囲の拡大，テーブルとの高さ調整によりどの場面でも上肢機能を発揮できるといったことが可能となる．また連続走行距離も長くなり，長い外出にも対応できる．

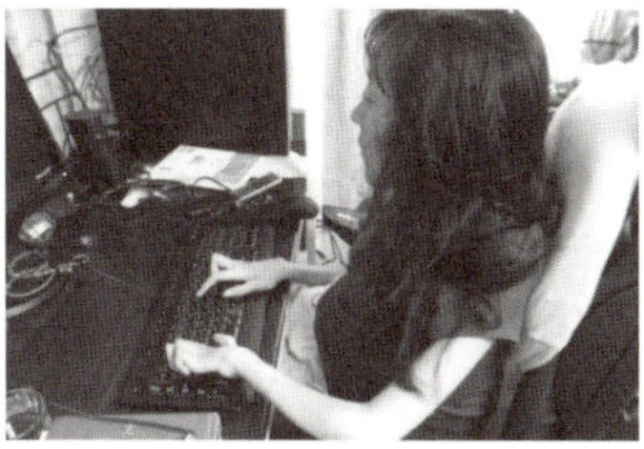

キーボード操作は直立にて行う

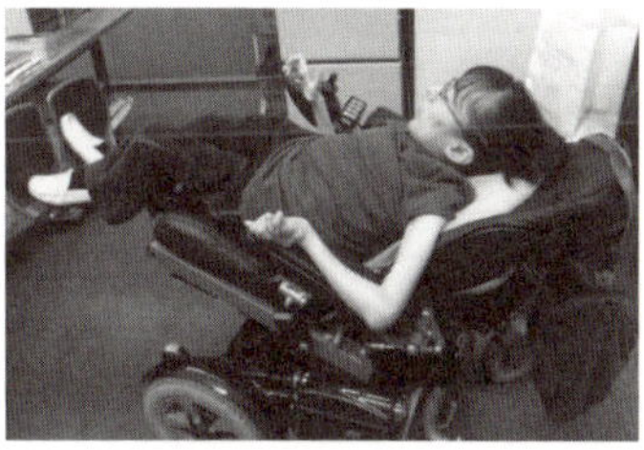

休息・変形予防・除圧のためのリクライニング・ティルト，フットレストエレベーティングの使用

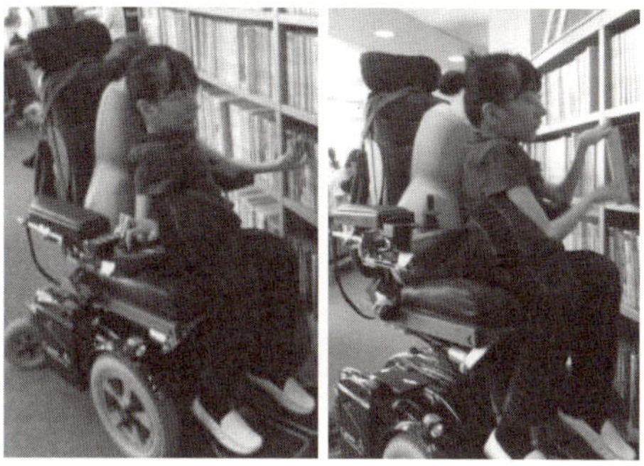

図書館での昇降機能の利用

高さを調整することで，上方へ視界・リーチ範囲を広げることが可能となり，自立度が拡大する．

他に以下のような利用方法がある．

・エレベーター使用時のボタン操作が可能となる．
・外食時のテーブルとの高さ調整により，食事動作が容易になる．
・トランスファー時の高さ調整により，介助者の負担が軽減できる．

図 2　車椅子②　—社会生活における自立を助ける手段として—

に操作を見守る大人に扱い方や注意点を指導します．そして実際に使用する環境での実地練習で安全性を確認します．福祉制度の利用申請にあたり，操作練習や実地練習を自治体担当者に確認してもらう，または具体的な報告を意見書に添えると理解が得られやすいと思います．

また，特殊性のある多機能車椅子は高額です．適した機種を選定するには，電動車椅子を使用する 1 日，1 週間の生活環境を調べ，どのような場面でどのような機能が必要かを検討し，実際にデモ車を用い，トイレやエレベーター，車の寸法も十分に調査します．いくつかの機種と比較することは，優先すべき点が明確になり有効です．

▶呼吸器搭載型車椅子と坐位保持装置

Ⅰ型の場合，呼吸器や吸引器，注入ボトルなどを安全に搭載できる必要があり，直立姿勢を長時間保持することは困難なことより，フラットに近い状態までリクライニングができることが望ましいと思われます．自力での移動は困難ですが，車椅子により介助者とともに様々な場所へ移動できます．また，自宅において坐位保持が可能で，かつゆっくり休

息のとれるベッド兼坐位保持装置も有用です．母親が床に座って，吸引や遊びの介助がしやすい高さで作製しました．リクライニング機構により体を起こすことも可能です(**図 3**)．

●車椅子リクライニング手押し型

人工呼吸器搭載台　挙上式レッグサポート

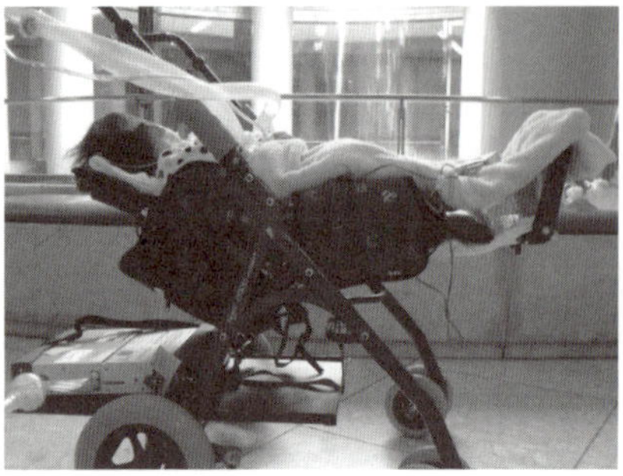

テクノグリーン社
Tiger（タイガー）

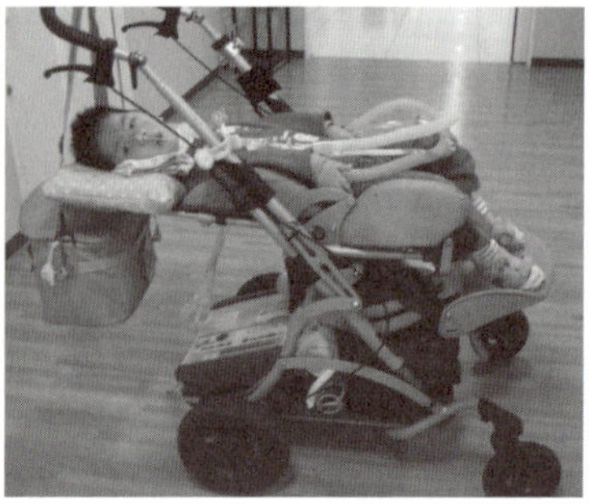

オットーボック社
キンバレスピレーター

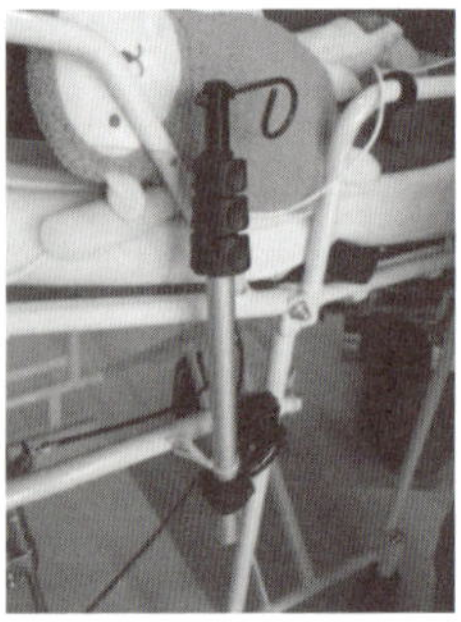

栄養パック取り付け用
ガードル架（伸縮可能）

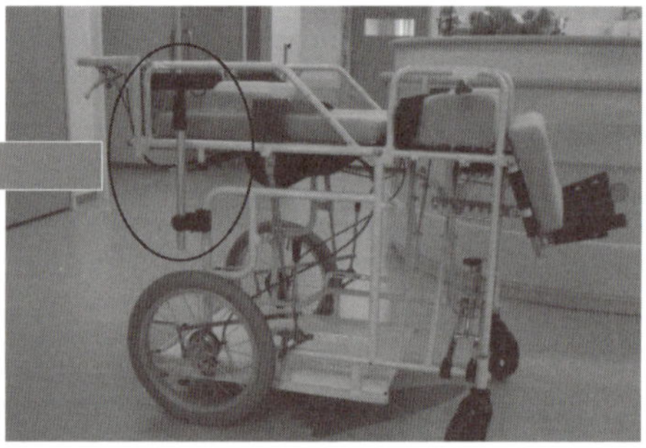

オーダーでの作成
家屋状況や介助者の負担も考慮し作製．

●坐位保持装置

リクライニング機能

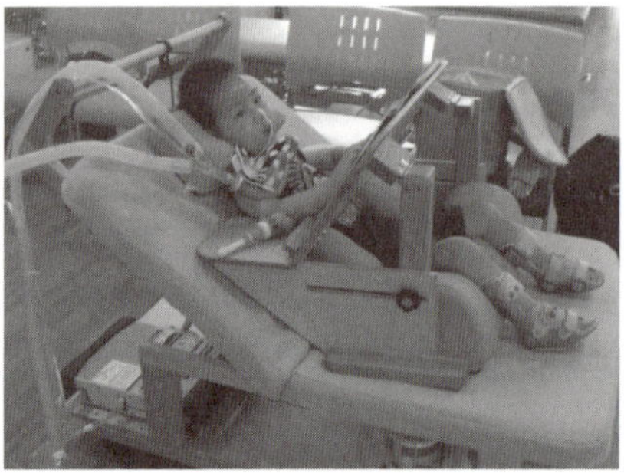

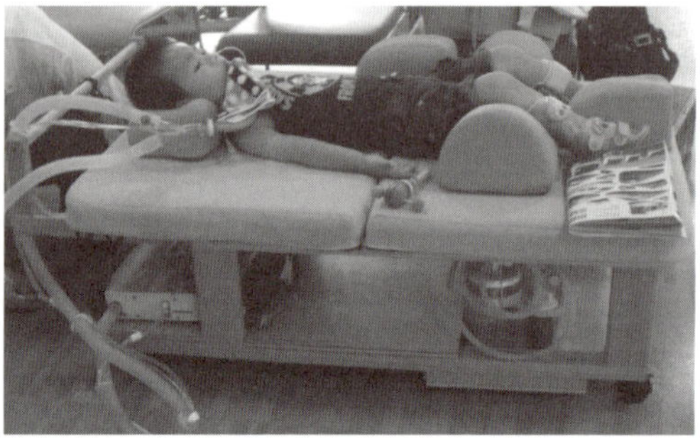

・日中この「椅子かつベッド」で生活できるように作製．
・母親が床に座って一緒に遊びやすい高さに設定．
・呼吸器や吸引器以外にも，必要物品が手の届く範囲に用意できるように収納･取り出し口を大きくした．
・体を起こした時の体幹保持機能，テーブル（独立タイプ）も装備した．
・成長対応可能．

図 3　車椅子＆坐位保持装置　―人工呼吸器とともに移動することを可能とするために―

装具について

図 4 では立位を保持するための立位保持装置や骨盤帯付き長下肢装具などを紹介しています．また，**図 5** では坐位の安定や良姿位を保つための体幹コルセットと，足部変形の予防に有効な短下肢装具や足趾の外転を補助する方法について紹介しています．

●プローンボード　SMA Ⅱ型

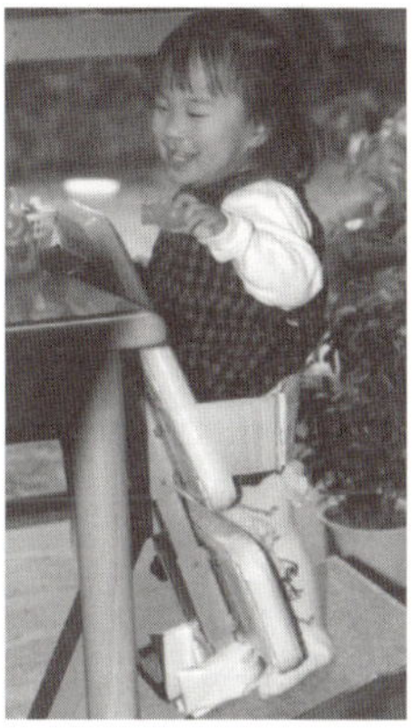

年少時期は筋力強化・機能獲得の効果が得られる．
また，立位は脊柱の伸展が得られやすく，上肢機能の向上的効果もある．何よりも心理的満足感が大きい．

●長下肢装具　SMA Ⅲ型

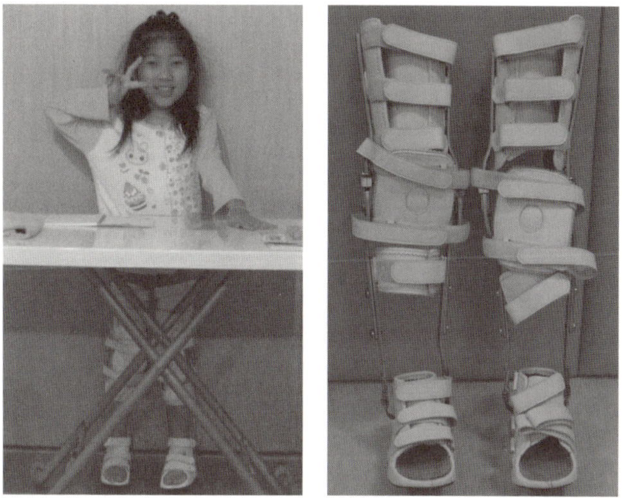

●骨盤帯付き長下肢装具　SMA Ⅱ型

成長対応(大腿･下腿の延長)･屈曲拘縮へ対応可能．
全足底，特に踵への荷重を考慮し，やや後方重心設定に作製している．

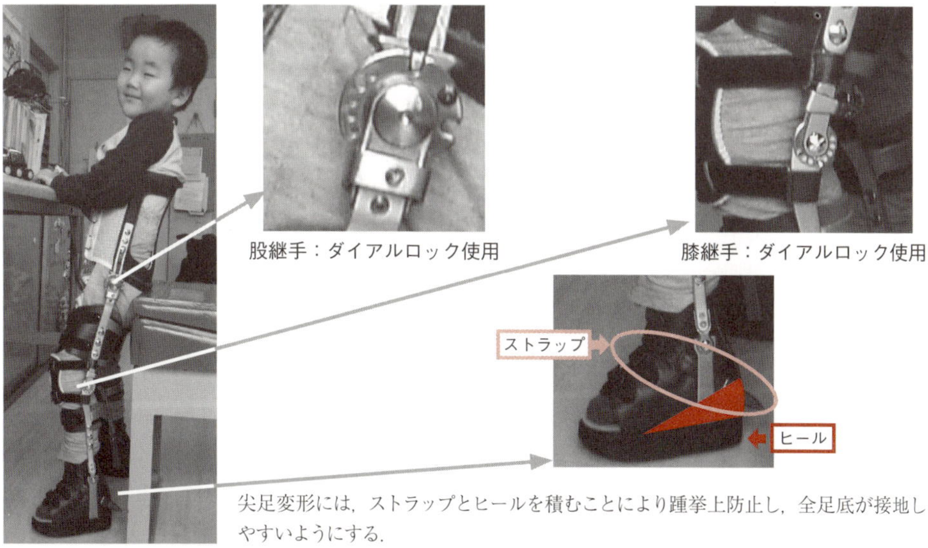
股継手：ダイアルロック使用
膝継手：ダイアルロック使用
ストラップ
ヒール

尖足変形には，ストラップとヒールを積むことにより踵挙上防止し，全足底が接地しやすいようにする．

図 4　装具①　立位保持装置＆装具

立位保持は筋力維持･下肢拘縮や脊柱変形の予防･骨粗鬆症の予防･心理的効果などが期待できる．

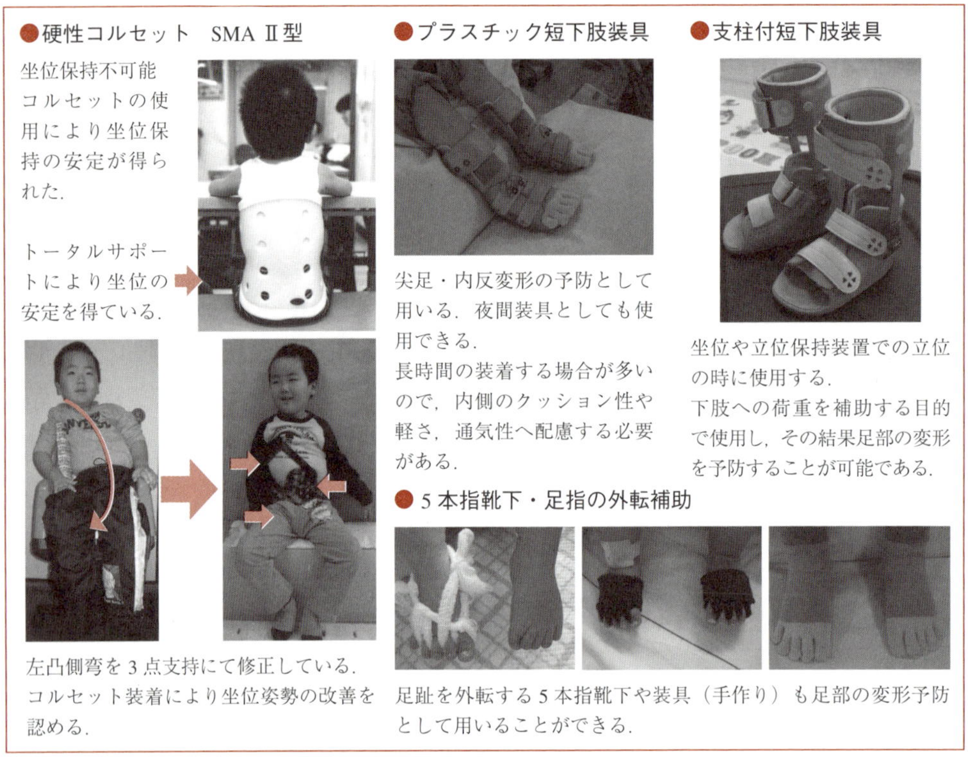
●硬性コルセット　SMA Ⅱ型
坐位保持不可能コルセットの使用により坐位保持の安定が得られた.
トータルサポートにより坐位の安定を得ている.
左凸側弯を3点支持にて修正している.
コルセット装着により坐位姿勢の改善を認める.
●プラスチック短下肢装具
尖足・内反変形の予防として用いる. 夜間装具としても使用できる.
長時間の装着する場合が多いので, 内側のクッション性や軽さ, 通気性へ配慮する必要がある.
●支柱付短下肢装具
坐位や立位保持装置での立位の時に使用する.
下肢への荷重を補助する目的で使用し, その結果足部の変形を予防することが可能である.
●5本指靴下・足指の外転補助
足趾を外転する5本指靴下や装具（手作り）も足部の変形予防として用いることができる.

図5　装具②　体幹装具　短下肢装具など

パソコン・コミュニケーション機器

昨今, 弱い力で操作しやすいおもちゃだけでなく, 携帯電話やタブレットPCなどICT（information and communication technology）機器が子ども達の障害を補ってくれるようになってきています. PCのマウスが操作できれば, 一般のソフトウェア標準のスクリーンキーボードを用い文字入力が可能となります. また, 絵本が自分でめくれない場合はPCに取り込み, マウスのクリックもしくはスイッチ操作にて読むことができます. 学校の授業で板書のスピードがついていけない場合はデジタルカメラで記録をする方法もあります. マウスの操作が困難な場合は1スイッチでのオートスキャン機能を用いることで用意された絵や文の選択, 場合によっては文字入力によるコミュニケーションが可能です（**図6**）.

しかし, 因果関係やオートスキャンの理解を含めたスイッチ操作が十分でない状態ではこのような意思伝達装置を効果的に用いることは困難です. そこで現在, Ⅰ型患児に対しコミュニケーション活動･環境コントロール･手の操作性の拡大を目指した系統的なスイッチ活動の取り組みが専門家やご家族によって行われています. その一部を紹介します（**図7**）. ここで紹介した児は, 系統的なスイッチ活動を3歳から実施し, 小学校入学時にはレッツチャット（**図 6**）を使用した意思伝達が可能となりました．

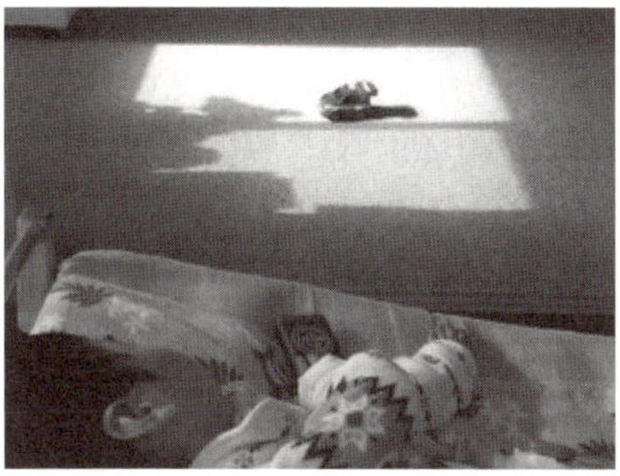

市販のおもちゃも弱い力で操作が可能なものを選ぶことで操作を楽しめる．

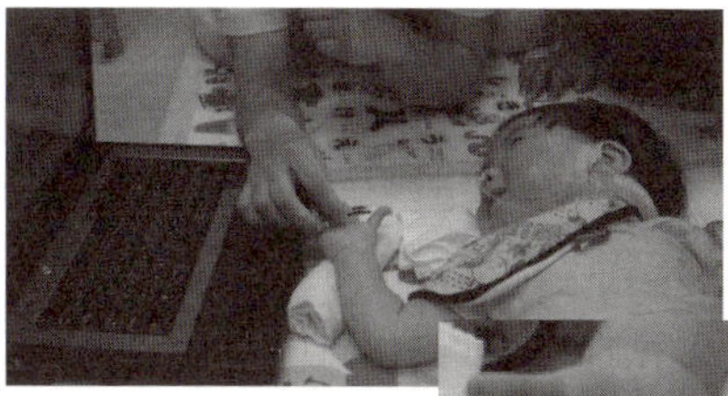
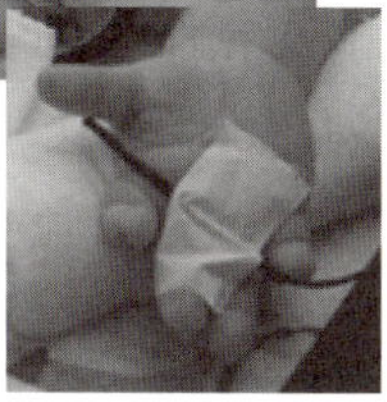

ピエゾスイッチを用いパソコンに取り込んだ絵本のページをめくる．

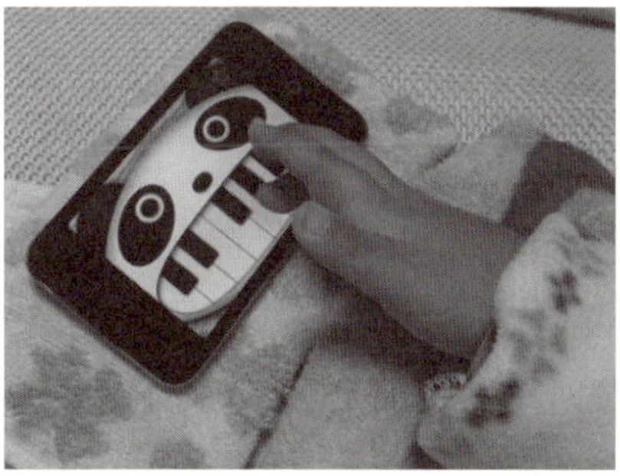

携帯電話を利用しゲームで遊ぶ．

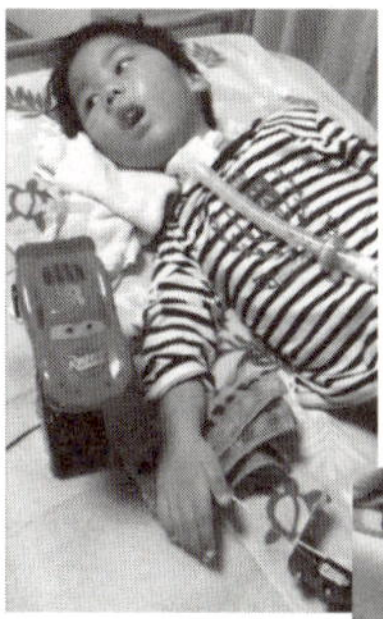
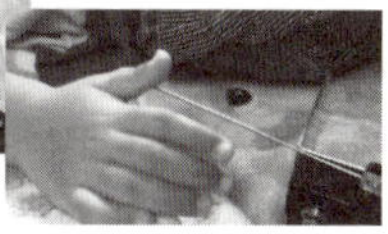

リミットスイッチを用い市販のおもちゃの作動遊びを行う．

●レッツ・チャット
携帯用会話補助装置

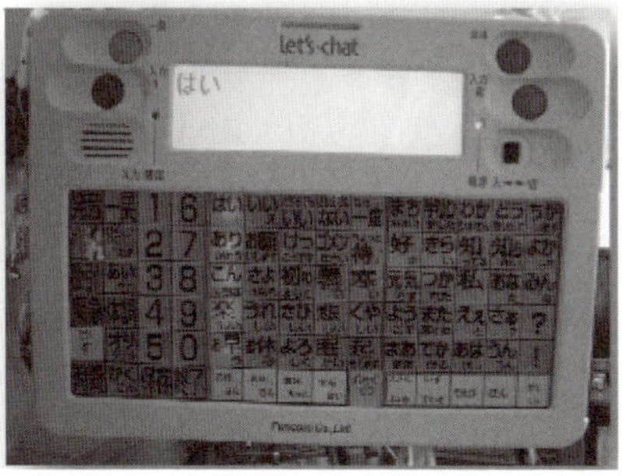
let's chat
はい

1スイッチで，オートスキャンを用いて定型文（例「こんにちは」）を選択し，日常的に必要な意思を音声と文字で表出したり，あいうえお盤を用い文を作成し，細かい意思を音声と文字で伝えることが可能である．

図 6　SMA Ⅰ型のコミュニケーションの確立に向けて①

市販のおもちゃや携帯電話でも障害を補い操作できるが，特殊スイッチを用いることでより遊びの幅は広がる．将来的にはスイッチを用いて意思伝達装置や環境制御装置などの福祉用具を操作することで積極的な社会参加が可能になると思われる．

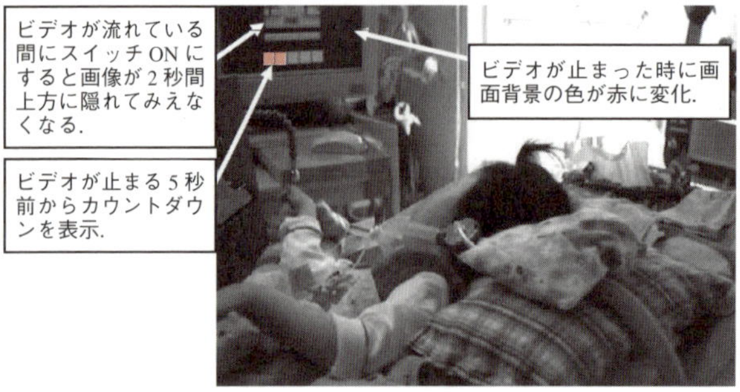
ビデオが流れている間にスイッチONにすると画像が2秒間上方に隠れてみえなくなる.
ビデオが止まる5秒前からカウントダウンを表示.
ビデオが止まった時に画面背景の色が赤に変化.

因果関係の理解

1. 因果関係の理解
スイッチをONすると画面にビデオが30秒間だけ流れる．再度ONすることで続きが30秒間流れる．
スイッチを押すことでビデオが流れるという因果関係を理解することを目的とした練習である．
ビデオが流れている間にONをした時は画面が2秒隠れ，間違いを教える．また，停止5秒前からカウントダウンが表示され次のONのタイミングを予測することも学べる．

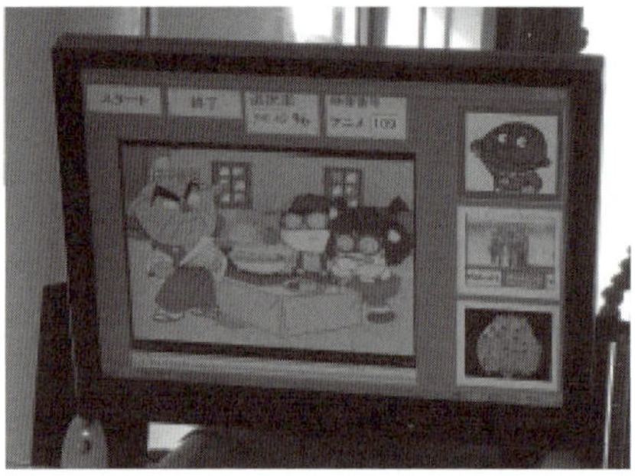

オートスキャンを用いた選択

2. オートスキャンを用いた選択
パソコンモニタに複数のビデオ画面を配置し，オートスキャンで5秒ごとにフォーカスが各画面を移動する．スイッチをONした時フォーカスが当たっている画面の映像が流れるシステムとなっている．
画面の1つは好むと思われるアニメ映像で，その他の画面は大人向けの番組となっている．自分のみたい映像にフォーカスされた時にスイッチをONすることが選択につながることを理解する練習である．

図7　SMA Ⅰ型のコミュニケーションの確立に向けて②

スイッチ活動の取り組みの一例．1，2の活動を通じ，コミュニケーション活動・環境コントロール・手の操作性の拡大を目指す．

（資料提供；北海道大学大学院保健科学研究院生活機能学分野　堺信哉氏）

（長谷川三希子）

10章 手術療法

10−1 食べられない，飲みこめない－胃瘻

胃瘻造設の適応

胃瘻（いろう）とは，腹壁から胃への人工的に作成された最短距離の通路のことを指します．経口的に食事や水分の摂取ができない場合，短期間であれば経鼻胃管や経鼻十二指腸チューブでの管理も可能ですが，挿入が長期に渡った場合には，チューブの閉塞や事故（自己）抜去に伴う頻回の入れ換えの必要性，鼻や咽喉頭の違和感・不快感，唾液の分泌増加に伴う誤嚥の可能性などの問題が生じてきます．また，嚥下機能障害のために，経鼻胃管や経鼻十二指腸チューブの挿入そのものが不可能となることもあります．

胃瘻は，経鼻胃管や経鼻十二指腸チューブと比較して太く，胃までの距離も格段に短いため，経腸栄養剤などの流動物のみでなくミキサー食の注入も可能であり，薬剤の注入や空気嚥下に対する空気抜きなどの減圧にも使用できます．また，**図1**のような胃瘻ボタンに変更することで，入浴や腹臥位も可能であり，管理も容易であることから，患児（患者）のみでなく，家族や介護者の負担も軽減することができます．

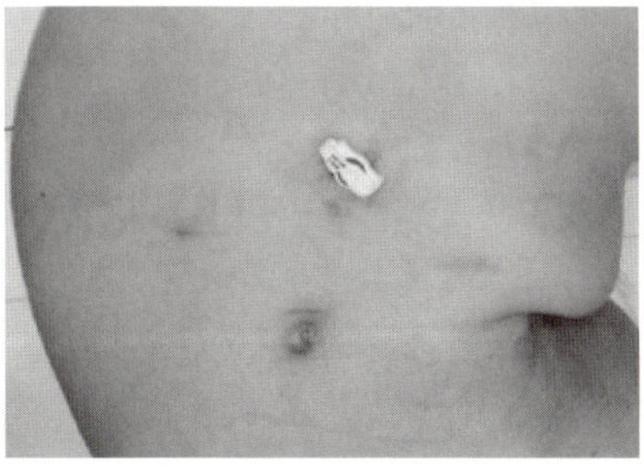

図1　胃瘻ボタン挿入時の外観

胃瘻造設前の検査

胃瘻を造設する前には，上部消化管造影検査を行うことが必須です．この上部消化管造影では，胃の位置･形態･大きさ，胃食道逆流症の有無，胃から十二指腸への排泄状態（排出能），十二指腸以降の通過障害の有無を十分に調べる必要があります．

これらは，後述する胃瘻造設法の術式選択に関わってくるのみでなく，胃食道逆流症が存在する場合には，噴門形成術を同時に施行する必要性が生じてきます．また，胃瘻を造設することにより，胃の一部が腹壁に固定されるため，術前より胃内での貯留停滞傾向がある場合には，術後に悪化する可能性があります．さらに，十二指腸以降に腸回転異常症や上腸間膜動脈症候群，腸管蠕動不全などの通過障害が存在する場合には，胆汁の胃内への逆流による胃内圧上昇をきたし，術後の様々な胃瘻トラブルの原因になります．

このように，胃瘻造設術前の上部消化管造影検査は，胃瘻造設の可否も含めて，胃瘻造設手術以上に重要なポイントを占めているといっても過言ではありません．

胃瘻造設の実際

胃瘻造設術は，開腹胃瘻造設術，経皮内視鏡的胃瘻造設術，腹腔鏡下胃瘻造設術，腹腔鏡補助下経皮内視鏡的胃瘻造設術に大別され，それぞれに利点，欠点があります．

▶開腹胃瘻造設術

新生児や幼弱乳児，または腹部膨満などで他の方法が危険な場合に選択されます．左上腹部の小開腹創より体外へ引き出した胃に直接切開を加え，創部の頭側または尾側で胃瘻チューブやボタンを挿入・固定する方法です．安全性と確実性は高いですが，全身麻酔を必要とし，創部感染症や腹腔内の癒着の危険性もあります．

▶経皮内視鏡的胃瘻造設術（percutaneous endoscopic gastrostomy:PEG）

成人では，胃瘻造設術の最も一般的な方法です．経口的に内視鏡を胃に挿入し，送気により胃を膨張させ，胃と腹壁を密着させます．この状態で，腹壁より胃内に穿刺したイントロデューサー内に，直接バルーンカテーテルを挿入する introducer 法と，腹壁より胃内に穿刺した針内に，体外よりガイドワイヤーを挿入し，内視鏡でこのガイドワイヤーを経口的に引き出した後に，ガイドワイヤーにカテーテルを結び付け，腹壁側よりガイドワイヤーを引っ張ることで，胃内から体外へカテーテルを引き抜く pull 法が広く行われています．

PEG 法は，全身麻酔を必要とせず，手技も容易であり，皮膚と胃の瘻孔の大きさも最小限であるため，創部感染症などの術後合併症頻度は多くはありません．しかし，体幹の変形のために胃が胸郭内に偏位している症例（**図 2**）では，胃を膨張させても腹壁からの穿刺が不可能であるため施行できません．また，胃の前面に肝臓などの他臓器が存在する場合にも，PEG 法は適応外となります．その他，術中の胃後壁貫通や腸管・肝臓などの内臓誤穿刺が合併症として報告されています．

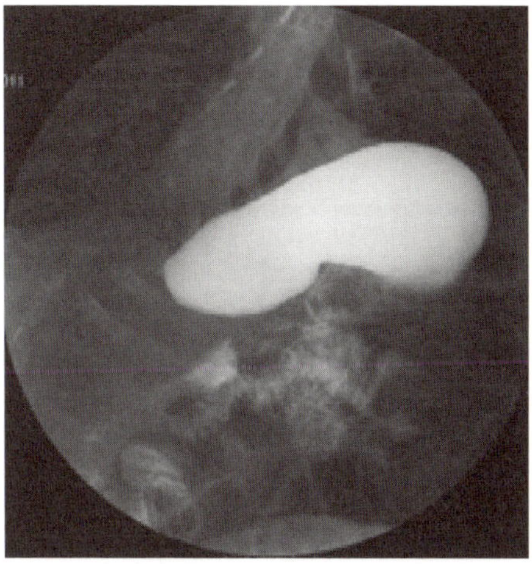

図 2　胃瘻術前の上部消化管造影検査

高度な側弯のために，胃は完全に左胸郭内に偏位し，短軸捻転の状態となっている．

▶腹腔鏡下胃瘻造設術

多くは腹腔鏡下噴門形成術と同時に施行されますが，腹腔鏡手術のポート創を延長し，同部より胃の一部を体外に引き出し，直接胃を切開し胃瘻チューブやボタンを挿入・固定する方法です．

腹腔鏡手術のため全身麻酔を必要とはしますが，腹腔鏡で胃が直接観察されており，鉗子で胃を牽引できるため，側弯などの変形に伴う胃の位置異常にも十分対応が可能です．しかし，開腹手術よりは創部が小さいものの，胃瘻が直接創部に造設されるため，合併症として開腹手術同様の創部感染症や唇状瘻の報告があります．

FOOT NOTE

唇状瘻：胃粘膜が瘻孔内腔を通り，胃瘻部の体表まで飛び出している状態で，一見すると肉芽のようにみえますが，硝酸銀による焼灼は無効で，外科的切除が必要になります．

▶腹腔鏡補助下経皮内視鏡的胃瘻造設術（laparoscopic assisted PEG:LAPEG）

筆者の施設で行っている方法ですが，PEG 法と腹腔鏡下胃瘻造設術の利点を兼ね備え，さらに安全性を高めた方法です．経口的に挿入した内視鏡で胃内を観察するのみでなく，腹腔鏡で胃および胃の周囲を観察することにより，PEG 法の合併症を最大限予防しています（**図 3，4**）．全身麻酔を必要とし，内視鏡と腹腔鏡の両方を使用するため最も手間がかかる方法ではありますが，最も安全性の高い方法であり，腹腔内容積の狭い小児や変形の強い症例では，非常に有用な方法です．

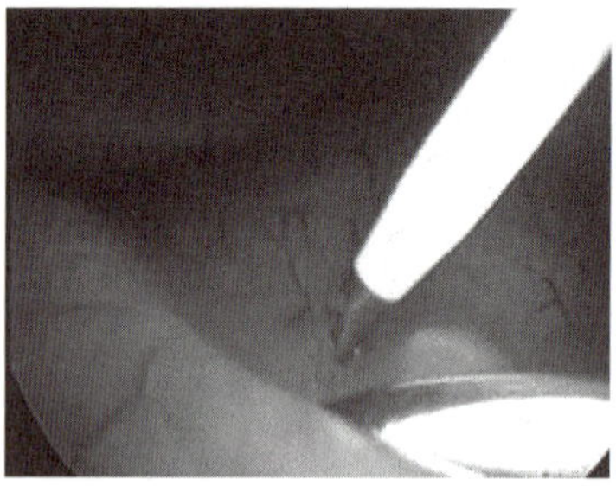
(a)

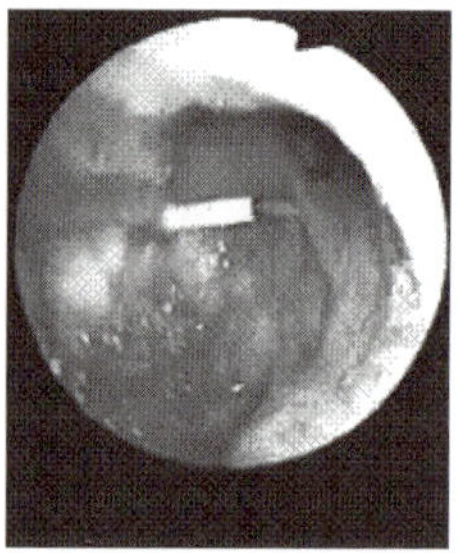
(b)

図 3　胃穿刺時の腹腔鏡所見（a）と内視鏡所見（b）

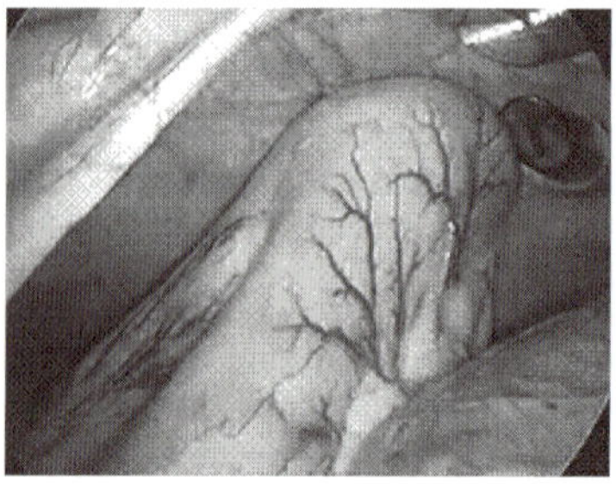
(a)

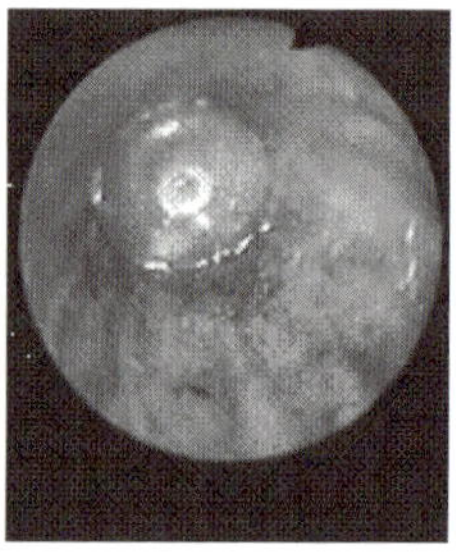
(b)

図 4　胃瘻完成時の腹腔鏡所見（a）と内視鏡所見（b）

胃瘻造設後の問題点

胃瘻を造設した後には，一定期間の後に胃瘻ボタンに入れ換えることがほとんどですが，胃瘻ボタンにはバルーン型とバンパー型があり，それぞれ利点，欠点があります．胃瘻ボタン変更後の合併症として，ボタンのサイズ不適切や胃内容の漏れによる皮膚病変（肉芽，びらん，潰瘍，壊死，感染）が認められることがあります．また，ボタン交換時の胃脱落や事故抜去後の瘻孔閉鎖，バンパー埋没症候群などの重大な合併症は，胃瘻の再造設を余儀なくされるため，胃瘻ボタンへの初回入れ換えは必ず透視下で行い，ボタン挿入後にも定期的な観察や造影検査を行って，適切なサイズのボタンを使用することが重要です．さらに，身長や体重の急激な変化や側弯などの急速な進行によっても，胃瘻そのものを再造設しなければならないことがあります．**表1**に胃瘻造設後の観察ポイントを示します．

表1　胃瘻ボタン挿入後の観察点

・胃瘻周囲皮膚の状況 （肉芽，びらん，感染，潰瘍，壊死） ・体重増加の有無 ・変形増強の有無 ・肋骨との距離 ・ボタンの回転状況 ・ボタンの遊び（余裕） ・瘻孔の方向 ・カテーテルやボタンの破損，変形，不具合	・胃内圧上昇の有無（造影検査） 　・周囲実質臓器との位置関係 　・腸管ガスによる圧排 　・十二指腸から胃への逆流 　・胃内容の排泄遅延 　（胃の蠕動，注入速度，量，姿勢，空気） ・胃食道逆流症（GERD） ・血糖値低下 ・瘻孔閉鎖 ・胃脱落 ・バンパー埋没症候群

参考文献

1）世川　修，松尾真吾，木村朱里，亀岡信悟：重症心身障害の栄養管理のための胃瘻造設の是非．JJPEN 25: 93-97, 2003

2）Ponsky JL: Techniques of percutaneous gastrostomy. Igaku-Shoin, New York, 1988

（世川　修）

FOOT NOTE

バンパー埋没症候群：バンパー型カテーテルや胃瘻ボタンの胃内先端バンパーが胃粘膜に食い込み，胃壁に埋没する合併症です．多くの場合，カテーテルやボタンの長さが短いことで胃粘膜が圧迫されて起こり，注入と回転が不可能となることで発見されます．

10−2 胃食道逆流−噴門形成術

噴門形成術の適応

噴門形成術は，胃食道逆流症（gastro-esophageal reflux disease: GERD）に対する外科的治療法ですが，すべてのGERDが手術の適応となるわけではありません．一般的には，まず上部消化管造影検査（**図 1**）と24時間pHモニタ検査（**図 2**）で逆流の程度と頻度を調べ，その結果をもとに治療法を選択します．

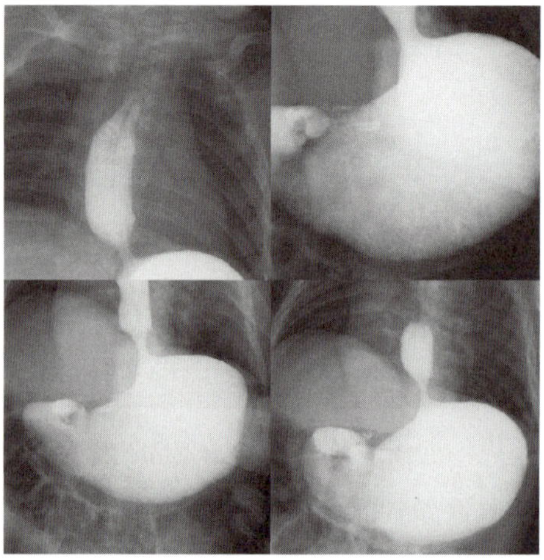

図 1　上部消化管造影検査

気管分岐部を越える逆流を認める．

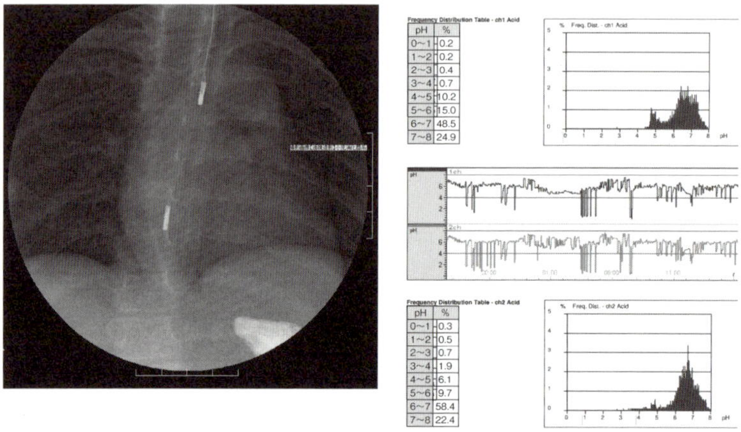
Frequency Distribution Table - ch1 Acid
pH
%
0~1 0.2
1~2 0.2
2~3 0.4
3~4 0.7
4~5 10.2
5~6 15.0
6~7 48.5
7~8 24.9
% Freq. Dist. - ch1 Acid
pH
1ch
2ch
Frequency Distribution Table - ch2 Acid
pH
%
0~1 0.3
1~2 0.5
2~3 0.7
3~4 1.9
4~5 6.1
5~6 9.7
6~7 58.4
7~8 22.4
% Freq. Dist. - ch2 Acid
pH

図 2　24時間pHモニタ検査

気管分岐部をはさんでチャンネルを留置する．

中等度以上の逆流が4%以上認められた場合には，外科的治療が考慮されますが，それ以外に食道裂孔ヘルニアなどの形態的変化の有無，逆流性食道炎による出血および瘢痕狭窄の有無，体重増加不良の有無，反復性肺合併症（誤嚥性肺炎）の有無，嚥下機能障害の有無，制酸剤や漢方薬などの保存的（内科的）治療への抵抗性の有無，全身麻酔の可否などを総合的に判断して，噴門形成術を行う必要があるか否かを決定します．

また胃瘻造設を行う際に，造設前の上部消化管造影検査でGERDが認められた場合，胃瘻造設により胃の一部が固定されることで胃の蠕動が不良となり，造設後にGERDが悪化することがあります．そのため，たとえGERDが軽度であったとしても，胃瘻造設時に同時に噴門形成術を行うことが考慮されます．

噴門形成術の実際

噴門形成術には，胃（胃底部）で食道を巻く（wrapする）方法や，ヒス角を形成する方法など，数種類の噴門形成術が報告されていますが，最も一般的な方法は胃底部で食道を全周性に巻くNissen法です．Nissen法の原則はshort & loose（floppy）wrapといわれ，短く緩くwrapを巻くことが，術後の嚥下障害やgas bloat syndromeなどの合併症予防のために重要であるといわれています．そのため，年齢や経口摂取の可否によって，wrapの長さや締め付け具合を調節することが重要になります．現在，噴門形成術は成人，小児を問わず腹腔鏡手術が一般的であり，小児領域では，気腹が不可能な重症心疾患合併例や，腹腔内容積の極めて小さい新生児などを除いて，腹腔鏡下噴門形成術がGERDに対する手術的治療の第一選択となっています．

同じ腹腔鏡下噴門形成術であっても施設によって手術の詳細が異なるため，ここでは筆者の施設における腹腔鏡下噴門形成術（Nissen法）について解説します．Nissen法の内容は，以下のように大別されます．

1. 胃脾間膜の切離
2. 胃横隔膜間の剥離
3. 食道裂孔周囲の剥離
4. 縦隔内の剥離（腹部食道の確保）

FOOT NOTE

gas bloat syndrome：wrapが長すぎたり，巻きが強すぎたりした場合に，胃内の空気をゲップとして出すことができず，胃が空気で著明に膨満してしまう状態を指します．術後早期に一時的に起こり，自然に軽快することが多いですが，経過が長期に渡り，食道のブジーが必要になることもあります．

5. 食道裂孔縫縮
6. 食道横隔膜縫合（anchoring stitch）
7. wrap 形成
8. wrap 固定

それぞれの詳細は参考文献に記載してありますが，この中で，後述する術後の合併症や再発を防ぐために重要なポイントは，食道裂孔縫縮，食道横隔膜縫合（**図 3**），wrap 形成（**図 4**）の 3 点です．これらの手技は，すべて腹腔内での縫合操作が必要になりますが，再発防止のために，縫合糸は非吸収糸を用いることが一般的です．

食道裂孔は，食道が通過する横隔膜の孔ですが，この食道裂孔の開大が GERD の原因の一つでもあり，大きく開大している場合には縫縮が必要になります．基本的には食道背側で 1 ～ 2 針の縫縮を行いますが，食道裂孔の大きさによっては，anchoring stitch も兼ねて食道腹側で 1 針追加することもあります．この縫縮が緩すぎる場合には，術後の GERD 再発や wrap herniation の原因となります．また，食道の変形を認めるほどのきつい縫縮の場合には，経口摂取物や唾液の通過障害をきたし，術後の誤嚥の原因となることがあります．

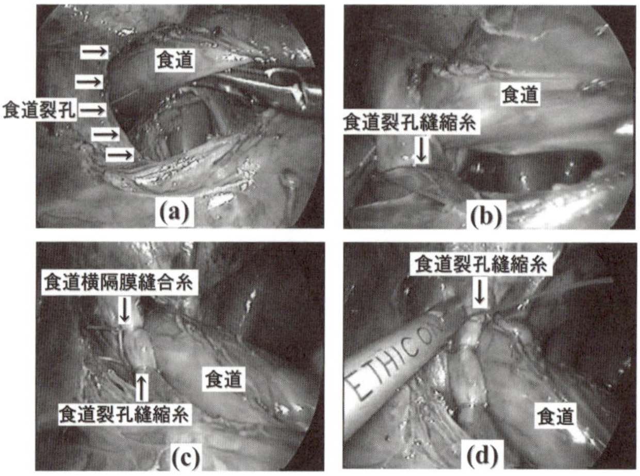
食道
食道裂孔
(a)
食道
食道裂孔縫縮糸
(b)
食道横隔膜縫合糸
食道
食道裂孔縫縮糸
(c)
食道裂孔縫縮糸
ETHICON
食道
(d)

図 3　食道裂孔縫縮と食道横隔膜縫合

（a）大きく開大している食道裂孔を認める．
（b）食道の背側で，縫縮を行っている．
（c）食道腹側にまだ隙間が認められる．食道横隔膜縫合も行った．
（d）食道腹側でも食道裂孔を縫縮し，食道の周囲には全周性に隙間がなくなっている．

FOOT NOTE

wrap herniation：食道裂孔の縫縮が緩すぎる場合，または術後の原疾患による筋緊張や痙攣のコントロール不良，急激な側弯の増強などを認めた場合に，wrap のみが縦隔に飛び出してしまう（herniation）状態のことを指します．wrap そのものは保たれているため，必ずしも GERD が再発するとは限りません．

anchoring stitch は，食道壁と食道裂孔を直接縫合する操作です．多くの GERD 症例では，胃食道接合部が頭側に偏位しており，食道に wrap を巻くためには，縦隔内を剥離し食道を腹腔内に引き出すこと（腹部食道の確保）が必要になります．この腹部食道が縦隔内に戻らないようにするために，食道壁と食道裂孔を直接 2 ～ 3 針で縫合しますが，必須ではありません．

wrap 形成（**図 4**）は，逆流防止を目的とする噴門形成術の中でも最も重要な操作となります．食道の左側に位置する胃底部の一部を，食道の背側を通し食道右側に引き出し，この引き出した胃底部と食道左側の胃底部を食道の腹側で縫合することで，胃で食道を全周性に巻くことになります．標準的には short & loose（floppy）Nissen 法を行っており，短く緩い wrap となるように縫合の位置を調節します（**図 5**）．wrap が短すぎたり緩すぎる場合には，術後の再発の原因となり，逆に長すぎたりきつすぎたりする場合には，通過障害や gas bloat syndrome の原因となるため，年齢や経口摂取障害の有無によって，wrap の長さと巻きの強さを調節する必要があります．

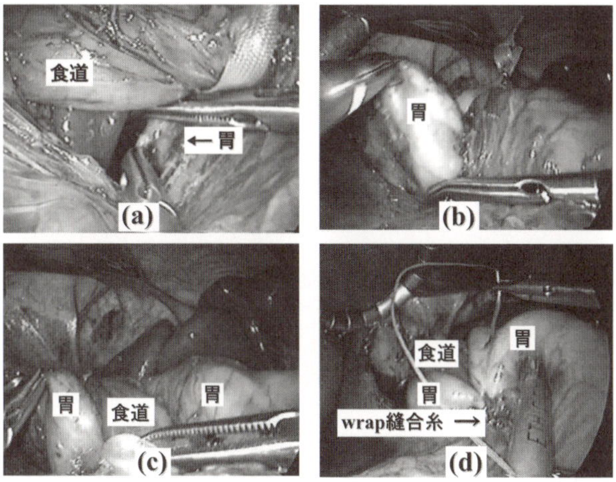
食道
← 胃
(a)
胃
(b)
胃
食道
胃
(c)
食道
胃
胃
wrap縫合糸 →
(d)

図 4　wrap 形成

（a）食道の背側で，食道の画面右側に存在する胃（胃底部）を鉗子にて把持する．
（b）把持した胃を，食道の画面左側に引き出す．
（c）食道をはさんで，両側に胃が認められる．
（d）この両側の胃同士を，食道腹側で縫合する．図ではすでに 1 針縫合を終了し，2 針目をかけるところ．

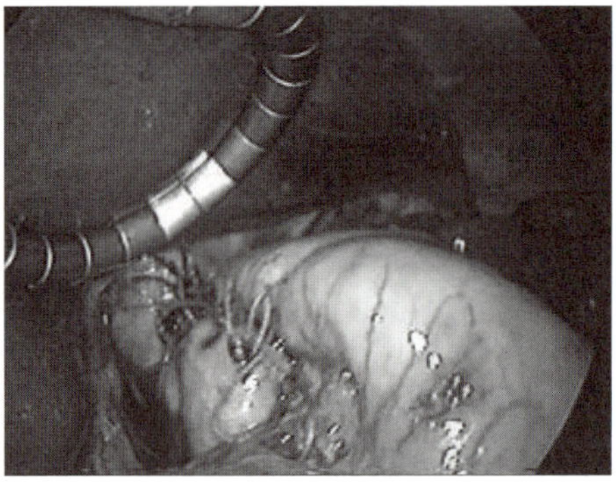

図 5　完成図

食道が胃で全周性に wrap されている.

噴門形成術後の諸問題

噴門形成術後の問題点として，術後の GERD 再発が挙げられます．他の手術と比較しても再発率が高い手術であるため，再発防止のための手術術式が行われていますが，原疾患による筋緊張，痙攣，側弯などが再発に最も強く関与すると考えられており，再発防止のためには原疾患に対する治療が重要となります．また，術中の迷走神経損傷は，術後の胃蠕動不全の原因となり，wrap の長さや巻きの強さは，既述の術後合併症の原因となります．

参考文献

1）世川　修，川島章子，松尾真吾，木村朱里，光永眞貴，亀岡信悟，大澤真木子：胃食道逆流防止術後再発に対する再手術：再発要因と再発防止のための初回手術．小児外科 37: 1034-1040, 2005
2）世川　修，吉田竜二，光永眞貴，亀岡信悟：私の噴門形成術．小児外科 41: 28-32, 2009
3）世川　修：小児外科看護の知識と実際，2　小児外科で治療する疾患　食道．メディカ出版，2010

（世川　修）

10－3　側弯－脊柱変形矯正手術

脊柱変形の中でも脊柱側弯症は，神経・筋疾患患者に高率に発生します．SMA は，脊髄前角細胞の変性に伴い随意筋が左右対称に萎縮を起こし，同時に筋力の低下を生じる常染色体劣性遺伝性の神経疾患です．このため，体幹や四肢近位筋力低下，筋萎縮をきたし，多くの場合脊柱変形を認めます．筋原性疾患であり，同様に脊柱変形を高率に伴う Duchenne 型筋ジストロフィー（DMD）と比べれば発生率は低いものの，わが国においては神経筋原性疾患の中では2番目に多いものです．SMAは発症の時期により4つの型に分類されますが，筆者らは小児期発症かつ生命予後のよいSMA Ⅱ型およびⅢ型に伴う脊柱変形に対して手術を施行してきました．その経験を踏まえ，治療方法の概説と今後の展望を述べます．

脊柱変形の治療方法

神経筋疾患に伴う脊柱変形に対する保存的治療法，言い換えると装具療法は無効であるとされています．このため神経筋疾患に伴う進行性の脊柱変形に対しては手術的治療が推奨されています．SMAに伴う脊柱変形は多くが進行性であり，ひとたび変形が生じると，急速かつ高度な変形に至るのが通常です．SMAに伴う脊柱変形は，手術的治療を考慮する際には，全身状態，特に呼吸能力を十分評価した上で手術適応とタイミングを適切に判断するべきです．しかし，心機能が同時に低下しているDMDに比べると，周術期合併症のリスクは低く，比較的安全に手術を行うことが可能であると考えられます．

海外ではたとえ小さな脊柱変形であっても，神経筋疾患に伴う脊柱変形に対しては，より早期に手術を行うことにより，将来の脊柱変形の進行の不安を取り除いたほうがよいとする意見があります．筆者らもそのような意見に賛成なのですが，実際のところ，手術を行う予定となる患者さんの側弯変形は高度に達していることが多く，筆者らの経験でも，最近2年の間に手術を行った患者さんの平均側弯度は110°（69～165°）でありました．手術においては，側弯度が大きければ大きいほど手術の難易度は増し，脊柱変形の矯正率は不良となるのが普通です．また，出血量と手術時間も増大します．つまり，患者侵襲は脊柱変形が大きくなるほど大きくなり，手術にまつわるリスクが高くなるといえます．脊柱変形手術を考慮している場合は，なるべく早期に手術を行うのが良いという大きな根拠となっています．

手術方法

進行性の特発性側弯症に対しては，多くの手術治療が行われてきました．1963年に米国のハリントン博士によって，ハリントン・ロッドが発明されました．以来，長きにわたり，多くの脊柱変形に対して手術が行われてきた歴史があります．もともと，このハリントン・ロッドはDMDに伴う脊柱変形に対する手術器械として開発されたものですが，特発性側弯症をはじめとしてあらゆる脊柱変形に対して応用されてきました．この器械はフックとロッドからなる極めてシンプルなものでした．その後，メキシコのルーキーによってルーキー・ロッドが開発され，多くの神経筋疾患に伴う脊柱変形に対して応用されてきました．

1990年代より，椎弓根スクリューを用いた脊椎手術が世界的主流となり，脊柱変形にも応用されるようになりました．現在，複数の椎弓根スクリューを用いた特発性側弯症に対する手術が国際的な標準となっています（**図1**）．近年，神経筋疾患に伴う脊柱変形に対して椎弓根スクリューを用いた手術の報告も散見されるようになってきました．筆者らも椎弓根スクリューを用い，さらに高分子ポリエチレンテープを追加補強することにより，より強固に固定する方法を行っています（**図2**）．

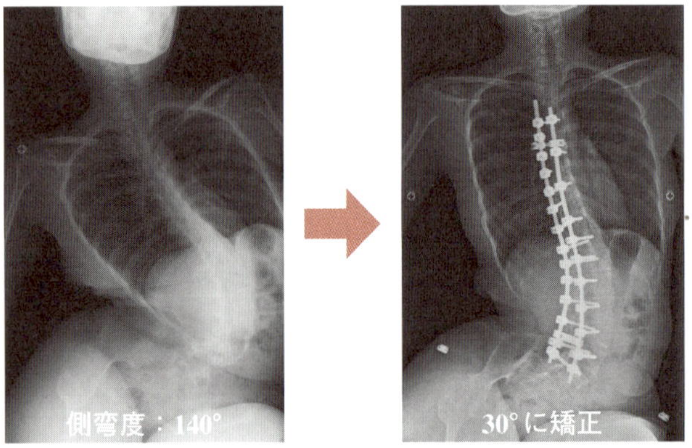
側弯度：140°
30°に矯正

図1　椎弓根スクリュー（pedicle screw）のみを用いた矯正手術

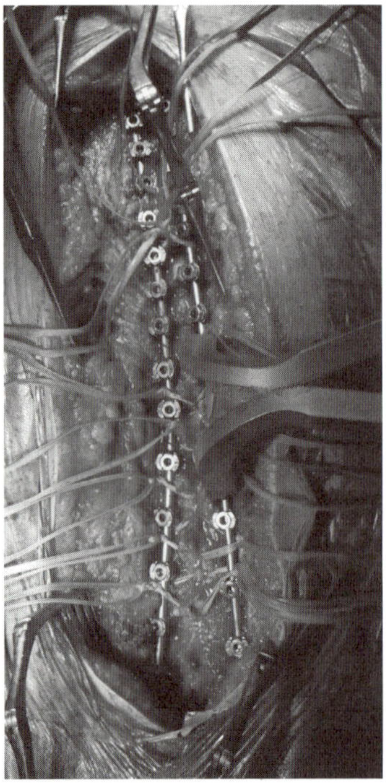

図2　screwとtapeを用いた術中所見

筆者らの経験

筆者らもSMAに伴う進行性の脊柱変形に対しては，本人と家族の強い手術希望を確認し，十分なインフォームドコンセントのもとに手術を施行してきました．筆者らの経験では，全症例が歩行不能であり，坐位バランスの不良を主訴としていました．長時間の坐位姿勢の保持が困難な症例や腰痛を訴える症例も存在しました．

手術方法は，全症例において前述の後者の方法を行ってきました．後者の方法の中でもscrewとhookを併用したhybrid法（**図3**），もしくはscrewのみを用いたpedicle screw法（**図2**）により手術を行ってきました．さらに，固定性を高めるために高分子ポリエチレンテープを椎弓に締結する方法を併用してきました（**図3**）．全症例骨移植を行い，永年的に安定した脊柱の獲得を目指しました．

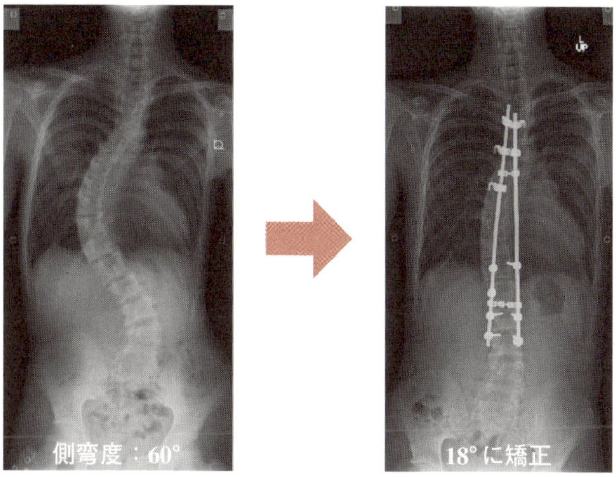
側弯度：60°
18°に矯正

図3　pedicle screw と hook を用いた hybrid 法

筆者らの経験の結果

以下は，筆者らが最近経験した10例のSMAに伴う脊柱変形手術を対象として，側弯度の変化，手術時間，術中出血量，周術期合併症，輸血の有無を調査し，脊椎の骨密度を調査可能であった症例を対象に検討した結果です．

側弯度は術前平均110°（69～165°）でした．術前に骨塩定量検査を実施してみると骨密度は著明に低値であり，高度な骨脆弱性が示されました．側弯度は術後53°（51～136°）となり，最終経過観察時には62°（56～138°）となっていました．手術時間は平均280分（170～415分），術中出血量は1,100ml（610～2,840ml）でした．全症例において，脊柱変形の矯正とともに骨盤傾斜が改善することに伴い，坐位バランスが大きく改善され，長時間の坐位が可能となっていました．周術期合併症は，麻酔導入時に片肺換気による低酸素血症に陥った症例が1例存在しましたが，挿管チューブの適切な位置への変更により問題は解決されました．

考察と今後の展望

SMAのⅡ型およびⅢ型患者さんの生命予後は比較的良好です．SMA患者さんにとって，大きな問題となるのは，呼吸機能障害と側弯症をはじめとする脊柱変形であるといえます．

SMAに伴う脊柱変形の中でも特に側弯症の多くは進行性であり，脊柱に変形が生じると急速に，かつ極めて高度に変形が進行するとされています．筆者らの経験においても，側弯が高度に進行している症例が大変多く，手術時平均側弯度は100°を超えていました．側弯の進行が始まった時点で，早期に専門医を受診し，適切な手術のタイミングを逃さないことが重要であるといえます．

脊柱変形が進行すると坐位バランスの不良や腰背部痛の原因となり，QOLは著しく低下します．脊柱変形は手術以外に改善もしくは進行の抑制に有効な手段はないとされており，脊柱変形を矯正するという手術は，侵襲が極めて大きいものの，その意義は大きいと考えられています．脊柱変形を無治療とすると極めて高度な変形に至るとされていますが，筆者らが経験した症例においても，平均側弯度は110°と高度でした．

これらの症例における平均矯正率は53％でしたが，Jackらのhookを用いた手術成績では側弯矯正率は36％であり，筆者らのscrewを用いた手術方法における矯正率が良好でした．SMAおよびDMDはflaccid type，すなわち柔らかい脊柱変形を伴うものとされていますが，筆者らのDMDに伴う側弯矯正率は77％であり，DMDと比較すると脊柱可撓性は不良であると考えられました．

SMA患者さんにおいては，骨密度の著しい低下が認められます．このため，インプラントと設置される背骨とのインターフェースの問題が懸念されます．具体的には，手術により設置したインプラントが骨脆弱性のために抜けてしまったり，脊椎の一部が骨折を起こしたりするなどの問題が懸念されます．このため，可能な限り多くの椎弓根スクリューと高分子ポリエチレンテープを設置することにより，骨・インプラントのインターフェースの問題の回避を試みています．

SMAに伴う脊柱変形手術の周術期合併症として，多くの呼吸器合併症が報告されています．具体的には，無気肺，肺炎，胸膜周囲の滲出液貯留や胸水などの重篤な合併症です．筆者らの経験においても，全症例の術前検査において拘束性換気障害を認めていました．

また，麻酔導入時に片肺換気による低酸素血症に陥った症例を1例経験しています．しかし，他の症例では呼吸器合併症が生じることなく，安全に手術を行うことが可能でした．

神経筋疾患における側弯症手術においては術中出血量が多いと報告されてきました．筆者らの経験でも術中出血量は平均1,000mlを超えていました．術前貯血を拒否した症例と，貯血量が少なかった2症例（600ml未満）では輸血を必要としましたが，自己血を600ml以上貯血できた他の症例においては，術中・術後回収血を再利用し，輸血を回避することが可能でした．

SMAに伴う脊柱変形に対して矯正手術を行うと呼吸機能が改善するか否かは未だ議論があり，一定の見解や，十分なエビデンスは残念ながらありません．今後さらに経験を重ね，この重要な問題についても慎重に検討することが必要であると考えています．

参考文献

1) Piaseck JO, Mahinpour S, Levine DB : Long-term follow-up of spinal fusion in spinal muscular atrophy. Clinical Orthopaedics and Related Research 207: 44-54, 1986
2) Takaso M, Nakazawa T, Imura T, et al: Can the caudal extent of fusion in the surgical treatment of scoliosis in Duchenne muscular dystriophy be stopped at lumbar 5 ? Eur Spine J 19(5): 787-796, 2010
3) Granata C, Cervellati S, Ballestrazzi A, et al : Spine surgery in spinal muscular atrophy : Long-term results. Neuromusc Disord 3: 207-215, 1993
4) Philips DP, Roye Jr. DP, Farcy JPC : Surgical treatment of scoliosis in a spinal muscular atrophy population. Spine 15(9): 942-945, 1990
5) Aprin H, Bowen JR, Macewn GD, et al: Spine fusion in patients with spinal muscular atrophy. The Journal of Bone and Joint Surgery 64: 1179-1187, 1982
6) Modi HN, Suh SW, Hong JY, et al : Treatment and complications in flaccid neuromuscular scoliosis (Duchenne muscular dystrophy and spinal muscular atrophy) with posterior-only pedicle screw instrumentation. Eur Spine J 19(3): 384-393, 2010
7) Sucato DJ: Spine deformity in spinal muscular atrophy. J Bone Joint Surgery American 89: 148-154, 2007

（高相晶士・齋藤　亘・上野正喜・中澤俊之・井村貴之）

10−4　気管切開および気管喉頭分離術

SMAのⅠ型およびⅡ型の一部の患者さんは経過に伴って，気管切開術または気管喉頭分離術という手術が必要となることがあります．気管切開術，気管喉頭分離術はいずれも長期的に安全に気道を確保するための方法で，気管喉頭分離術にはさらに誤嚥防止効果があります．

Ⅰ型の患者さんは発症後急速に呼吸不全に陥り，気道内分泌物を喀出する力も弱いため，人工呼吸器管理や下気道分泌物の吸引をする必要があり，そのアクセスルートの確保が必須となります．Ⅱ型の患者さんの中で一部の重症な人では，呼吸器感染症に伴って呼吸不全を示す場合があり，病状が進行すると摂食・嚥下障害を呈するようになります．これらの症状が成長や訓練によって改善することはあまり期待できず，嚥下障害の進行や胃食道逆流症（GERD）の合併により高度の誤嚥をきたす場合があります．このため誤嚥に対して保存的治療が無効の場合にはQOLおよび生命予後の改善のために，誤嚥防止効果のある手術（噴門形成術や喉頭気管分離術）を実施することが望ましいと考えられます．本項では，気管切開と気管喉頭分離について解説します．

手術方法

気管切開術（**図1**）は，気管とその上部の皮膚を切開してその部分から気管にカニューレを挿入する気道確保の方法です．手術手技が比較的容易であり，一般的に広く実施されています．気管切開術後には気管内吸引操作は容易となりますが，誤嚥防止効果はないため唾液や食物や逆流胃液の気管内への流入を防ぐことはできません．口腔内分泌物の持続吸引を併用したり，カフつきのカニューレを用いることにより口腔から気道への垂れ込みを減らすことは可能ですが，完全に防ぐことはできません．さらに，過度のカフ圧増加は潰瘍や肉芽の形成の原因となるため，肉芽ができやすい小児ではカフなしのカニューレを用いることが一般的です．また，GERD による胃内容物の気道内流入を防ぐことはできません．

気管切開術を実施すると，平常時の発声機能は失われます．気管切開術を受けても症状が落ち着いていて呼吸器から離脱可能であれば，スピーチカニューレを使用するなどの工夫により発声の可能性は残されるとされています．しかし SMA の患者さんでは症状が進行していくため，なかなか難しいことが多いようです．

気管喉頭分離術（**図 2**）は，喉頭の形態を温存して気道と食道を分離する方法で，気道確保以外に誤嚥防止の効果が期待できます．その手術手技や術後の管理が難しいため，習熟した医師など医療スタッフがいる専門施設で実施されています．気管喉頭分離術を実施すると誤嚥を完全に回避することができ，誤嚥による気道内分泌物が減少するため気道吸引回数も激減します．誤嚥のリスクがないため病状によっては，経口摂取の楽しみを享受

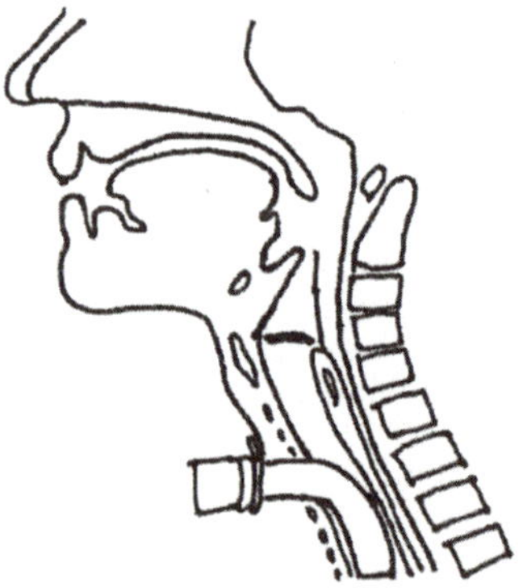

図 1　気管切開術

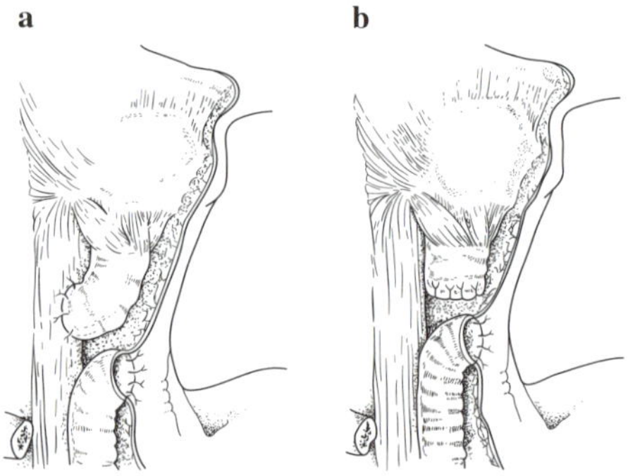
a
b

図 2　気管喉頭分離術

表1　気管切開術と気管喉頭分離術の比較

	気管切開術	気管喉頭分離術
手技	容易	複雑
実施	一般的	専門施設に限定
発声機能	喪失	喪失
吸引回数	多い	少ない
誤嚥防止効果	なし	あり
摂食	誤嚥のリスクあり困難	状況により可能
気管腕頭動脈瘻のリスク	あり	あり

できるようになる場合もあります．気管喉頭分離術を受けると，術後喉頭が気道から分離されるため，気道再建をしない限り発声は不能となります．このため保護者の方の拒否感が強いことが多く，手術の時期を含めて十分な術前の相談が必要となります．

合併症

早期合併症としては，出血，皮下気腫，縦隔気腫，気胸などがあります．また，気管喉頭分離術後には，縫合不全で稀に瘻孔を形成することがあります．保存的に管理すると数週で自然閉鎖することがほとんどですが，自然閉鎖しない場合には再手術が必要となることがあります．

慢性期合併症としては気管内肉芽，気管腕頭動脈瘻が問題となります．肉芽はびらん・潰瘍の治癒機転が障害されて生じる炎症性の病変で，気管内肉芽の多くはカニューレや気管内吸引などの物理的刺激が原因となって生じます．このため肉芽には好発部位があり，原因を取り除かない限り再発します．できてしまった肉芽を保存的に対処する場合には，肉芽部位にかかる物理的な刺激を最小限にしなければなりません．例えば，吸引カテーテルの挿入長を制限する，愛護的な吸引操作を心がける，カニューレの素材や長さ・径を変更する，固定方法（Y ガーゼの枚数を変える，固定テープの位置を変えるなど）を変更するなどの工夫が必要となります．処置可能な状況であれば，焼灼や切除による肉芽の除去を考慮します．実施にあたっては出血や気道異物となる危険性もあるため，慎重に適応を検討する必要があります．気管腕頭動脈瘻は，気管切開後長期間気管カニューレを挿入していることで気管軟骨の圧迫壊死をきたし，気管前壁と腕頭動脈壁の間で形成した瘻孔から大量出血を起こす致命的な合併症の一つです．ひとたび発症すると救命率は 30％以下と非常に厳しく，予防が最も重要な対策となります．カフ圧を定期的にモニタすること，びらん，潰瘍，肉芽を形成しないように定期的な内視鏡検査で適切なカニューレを選択することが重要です．大出血を起こす前に少量の先行出血を認めることがしばしばあり，先行出血が疑われたら直ちに気管支鏡で気管粘膜の潰瘍，壊死を確認し予防的腕頭動脈切離術を検討したほうがよいでしょう．大出血を起こして発症してしまった場合の救急処置としては，カフによる圧迫が第一選択となります．カフ圧迫で出血のコントロール，および気道内への血液流入を防止します．止血が確認された後，可及的速やかに腕頭動脈切離術や動脈塞栓術を施行します．

日常管理

日常管理として適切な気道内吸引や加湿以外に，気管切開孔と気管カニューレの管理が重要です．気管切開孔を毎日清浄綿などで拭い清潔に保つことと，炎症，出血，肉芽などの変化が生じていないかどうかの確認をすることが必要です．変化が認められた場合には，軟膏処置やYガーゼの追加使用などの対応が適宜必要となります．また，清拭をする際には，固定の頸ひも，Yガーゼ，テープ類もすべて交換し，カニューレが抜けてしまわないようにしっかりと固定をします．気管カニューレは，汚染・閉塞の状況にあわせて週に数回〜月に1回の頻度で定期的に交換します．定期交換以外にもカニューレの閉塞や内腔の狭窄が疑われる時には，交換が必要となることもあります．交換は原則的に医師が行いますが，偶発的にカニューレが抜けてしまった場合に備えて，保護者の方にカニューレ交換の方法を伝えておかなければなりません．

参考文献

1）Lindeman RC, Yarington CT, Sutton D: Clinical experience with the tracheoesophageal anastomosis for intractable aspiration. Ann Otol Rhinol Laryngol 85: 609-612, 1976

2）Hafez A, Couraud L, Velly JF, et al: Late cataclysmic hemorrhage from the innominate artery after tracheostomy. Thorac Cardiovasc Surg 32: 315-319, 1984

（松尾真理）

11章 生活・福祉支援，QOLの向上

疾患をもちながらもよりよい生活をしていくためには，本人，家族をとりまく医療，福祉，教育などといった社会資源の利用と連携が必須です．ソーシャルワーカーは医療機関や福祉施設などで地域との窓口となり，社会資源を利用する，連携をコーディネートするといった専門性を活かし，よりよい生活が送れるようサポートします．

公費負担制度

SMA 患者さんが対象となる公費負担制度について，以下の表に記します．

表1　公費負担制度

	内容	窓口
乳幼児医療費助成制度	乳幼児の医療費の自己負担分が助成される．自治体によって，対象年齢，所得制限，入院・通院の区分等が異なるので詳細は各自治体に確認すること．	市区町村
特定疾患医療費助成制度	特定の病気に限り，保険内の医療費を助成する制度．脊髄性筋萎縮症（SMA）は対象疾患となっている．所得状況に応じた段階別の一部自己負担が必要となる．住民税非課税の場合や病名・病状によっては全額助成となる場合がある．	保健センター・保健所
重度心身障害者（児）医療費助成制度	身体障害者手帳 1・2 級（自治体によっては 3 級以下も対象）の交付を受けている人は，等級によって医療費の自己負担分（室料や自費分は除く）が助成され，負担が軽減される．障害（病名）や入院・外来，診療科にかかわらず利用できる．	市区町村

FOOT NOTE

社会資源：人々の生活の諸要求や，問題解決の目的に使われるフォーマル，インフォーマルな各種の機関，制度，知識や技術などの物的，人的資源の総称です．

ソーシャルワーカー：社会福祉の専門家として，患者さんに関わる経済的，社会的，心理的な悩みなどの相談を受け，面接などを通して問題解決のお手伝いをします．

社会保障・福祉制度

▶**身体障害者手帳**：身体障害者福祉法で定める程度の障害がある場合に申請によって交付されます．国や各自治体で行われている障害者に対する様々な福祉制度を利用するための証明書です．SMA の場合は「肢体不自由」による手帳取得となります．

窓口は福祉事務所または市区町村身体障害者福祉担当課です．

主なサービス内容は，障害福祉サービス（ホームヘルパー，ショートステイなど），心身障害者（児）医療費や自立支援医療費などの助成・給付，日常生活用具の給付，特別児童扶養手当などの各種手当の支給，公営住宅の優先入居，税金の減免，鉄道運賃などの割引（交通関係），水道料金などの各種料金の減免などです．

▶**療育手帳**：知的障害が発達期（おおむね 18 歳未満）に現れ，日常生活に援助が必要な場合，申請によって交付されます．

窓口は児童相談所（18 歳未満），知的障害者更生相談所（18 歳以上）です．

▶**障害年金**：障害の程度によって，障害年金という制度のもとに経済的な保障が受けられます．障害の程度が等級（身体障害者手帳の等級とは異なる）によって定められ，年金の支給が開始されます．対象は 20 歳以上となっていますが，20 歳未満で障害と認定された場合は，20 歳に達した時に申請を行えば，障害基礎年金の給付を受けることができます．加入の年金やその人の病気の経過などにより手続きは異なりますので，詳細は下記窓口にご相談ください．

窓口は社会保険事務所，市区町村国民年金課です．

▶**手当金**：障害の状態によって以下のような手当金の申請が検討できます．

・国の手当：特別児童扶養手当，障害児福祉手当，特別障害者手当
　その他都道府県や市町村単独の手当金がある場合もあります．
・東京都の場合：児童育成手当・障害手当（区），心身障害者福祉手当（区），重度心身障害者手当（東京都）

在宅サポート

在宅生活では様々な機関のサポートを受けることができます．

▶医療サポート：保険診療を行っていますので，前述の医療費助成制度が利用できます．SMAは2009年に特定疾患治療研究事業の対象疾患に認定されました．

・訪問診療：寝たきりの人や通院が困難な人などを対象に，医師が定期的に自宅に伺い，診療，薬の処方などをしてくれます．

・訪問看護（訪問看護ステーション）：医師の指示のもと，看護師が自宅を訪問し，症状の観察や処置，リハビリなどを行います．小児については対象としている訪問看護ステーションが多くはありませんが，小児を専門としたステーションもでき始めています．

・訪問リハビリ：医師の指示のもと，PTやOTが自宅を訪問し，リハビリや家族への指導を行います．

▶福祉サポート

・障害者自立支援法：障害者自立支援制度は，障害をもつ人が必要なサービスを「自分で選び，契約を結んでサービスを利用する」という制度です．日常生活に何らかの支援が必要な場合（介護や施設利用など），市区町村などが障害区分を判定し，サービスの提供が受けられます．

　サービス内容は居宅介護（ホームヘルプ）・重度訪問介護・重度障害者包括支援・短期入所・療養介護・訪問入浴サービス・補装具や日常生活用具の給付または貸与などです．

　窓口は市区町村障害福祉課です．

・難病患者居宅支援事業：SMAは難治性疾患克服研究事業の指定を受けています．その中で，介護保険法，障害者自立支援法など，他の施策の対象とならない場合に限り，難病患者居宅支援事業を受けることができます．

　事業内容は訪問看護事業，ホームヘルプ事業，日常生活用具給付事業，短期入所事業などです．

　窓口は市区町村です．

▶教育サポート：障害の状態，医療ケアの必要性など様々な視点からの学校選びが必要となります．各市区町村の教育委員会では就学相談を行っています．通学が困難な場合にはご自宅や病院で訪問教育も受けることができます．

（富川由美子）

12章 SMAの新しい治療法の開発研究

12−1 薬物治療の研究の進歩

薬物治療の位置づけ

これまでの章で，SMAのケアとマネジメントにあたっては，いろいろなアプローチが必要になることを示してきました．呼吸不全に対しては咳嗽介助や人工呼吸管理が必要になるでしょうし，低栄養に対しては胃瘻形成，脊柱変形に対しては脊椎固定術が必要になるかもしれません．

この章で扱う治療的アプローチは，薬物によって残存している運動ニューロンの機能を回復し，運動ニューロンの変性・脱落を予防しようというものです．現時点で，このような運動ニューロンに対する薬物治療によって，四肢の運動機能が著しく改善したという報告はありません（短期間だけれども，すこし改善したという報告はたくさんあります）．しかし，運動ニューロンに対する薬物治療の進歩こそが，SMAの根本治療法の開発につながるものと考えられています．

薬物による運動ニューロン治療の二大戦略

では，残存している運動ニューロンの機能を改善し，運動ニューロンの変性・脱落を予防するためにはどうすればよいのでしょうか．現在，1）運動ニューロン内のSMNタンパク質の発現増加を目指す治療戦略，2）運動ニューロン自体の保護を目指す治療戦略が考えられています．

SMNタンパク質の発現増加を目指す治療戦略としては，*SMN2*遺伝子に由来するSMNタンパク質の発現増加を狙った遺伝子転写促進治療や，スプライシング修正治療が挙げられます．遺伝子転写促進治療やスプライシング修正治療については，後の項で詳しく述べます．

運動ニューロン自体の保護を目指す治療戦略として，神経保護因子・神経栄養因子による治療が挙げられます．神経保護因子とは神経細胞が死ぬことを防ぐ因子であり，神経栄養因子とは神経細胞の成長発達を促す因子です．

SMN2 遺伝子のスプライシング異常

SMN2 遺伝子は，SMAの原因遺伝子である *SMN1* 遺伝子と非常によく似た遺伝子で，*SMN1* 遺伝子と同じく，SMNタンパク質の遺伝情報をもっています．しかし，*SMN2* 遺伝子は，十分な分量のSMNタンパク質を作ることができません．それは，*SMN2* 遺伝子からは，エクソン7が組み込まれない短縮型 *SMN2* mRNAはたくさん作られるのですが，エクソン7が組み込まれた完全長 *SMN2* mRNAは少ししか作られないからです（エクソンがmRNAに組み込まれることをスプライシング（☞ 1章2頁FOOT NOTE）といいますので，*SMN2* 遺伝子の場合，エクソン7がうまくスプライシングされない状態にあると考えられます）．エクソン7が組み込まれない短縮型 *SMN2* mRNAからは，機能的なSMNタンパク質はできません．

運動ニューロン内のSMNタンパク質の発現増加を目指す治療戦略

これまでの分子遺伝学的研究から，SMA患者さんには，かならず *SMN2* 遺伝子が存在していることがわかっています．

そこで，もし *SMN2* 遺伝子をこれまで以上に活性化できたら，たくさんの *SMN2* mRNAが作られるでしょうし，完全長 *SMN2* mRNAの量も増えて，機能的なSMNタンパク質の量も増えるでしょう．このようなmRNAの産生量全体を増加させる治療を，遺伝子転写促進治療といいます（**図1**）．

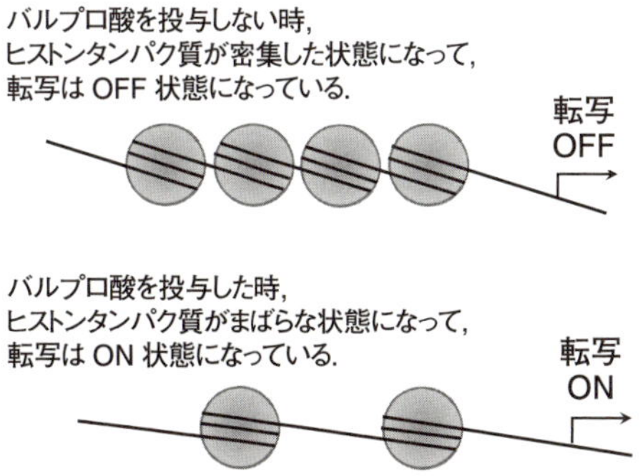
バルプロ酸を投与しない時，
ヒストンタンパク質が密集した状態になって，
転写はOFF状態になっている．
転写
OFF
バルプロ酸を投与した時，
ヒストンタンパク質がまばらな状態になって，
転写はON状態になっている．
転写
ON

図1　遺伝子転写促進治療

また，もしエクソン7がうまくスプライシングされる状態にできたら，完全長 *SMN2* mRNA の量も増えて，SMN タンパク質の量も増えるでしょう．このようなスプライシングの状態を変化させる治療を，スプライシング修正治療といいます（**図 2**）．

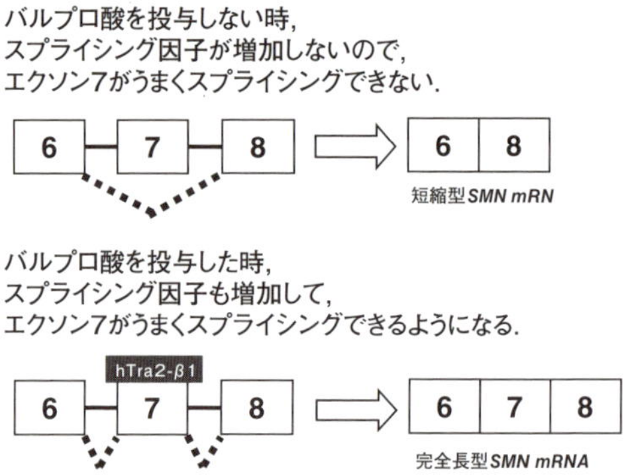
バルプロ酸を投与しない時，
スプライシング因子が増加しないので，
エクソン7がうまくスプライシングできない．
6
7
8
6
8
短縮型SMN mRN
バルプロ酸を投与した時，
スプライシング因子も増加して，
エクソン7がうまくスプライシングできるようになる．
hTra2-β1
6
7
8
6
7
8
完全長型SMN mRNA

図 2　スプライシング修正治療

ヒストン脱アセチル化酵素阻害剤

SMN タンパク質の発現増加を目指す治療戦略では，一体どのような薬物が用いられるのでしょうか．現在までに一番よく研究されているのが，ヒストン脱アセチル化酵素阻害剤として一括されている薬物群です．ヒストン脱アセチル化酵素阻害剤は，染色体のクロマチン構造をほどいてしまい，そこに載っている遺伝子の転写を促進します．**図 1** は，脱アセチル化酵素阻害剤の一つであるバルプロ酸が，ヒストンタンパク質をまばらにして，染色体のクロマチン構造をほどき，遺伝子の転写を促進している様子を示しています．

2000 年以降，短鎖脂肪酸類（酪酸ナトリウム，バルプロ酸，フェニル酪酸），ヒドロキサム酸類，ベンズアミド化合物などのヒストン脱アセチル化酵素阻害剤が，SMA 患者由来の細胞における SMN タンパク質量を増加させるという実験結果が次々と報告されました．ヒストン脱アセチル化酵素阻害剤が SMN タンパク質量を増加させる機序として，3 つの可能性が考えられています．1 つ目は，*SMN2* 遺伝子が活性化されて転写が促進し，全長型 *SMN2* mRNA の産生量が増加する（短縮型 *SMN2* mRNA の産生量も増加する），という可能性です．2 つ目は，hTra2-β1 などのスプライシング関連タンパク質をコードする遺伝子が活性化されて転写が促進し，その結果これらのスプライシング関連タンパク質が過剰発現し，最終的に *SMN2* 遺伝子エクソン 7 のスプライシングがうまく進行する，という可能性です．**図 2** は，バルプロ酸によって，過剰に発現した hTra2-β1 が結合したために，*SMN2* 遺伝子エクソン 7 のスプライシングがうまく進行した様子を示しています．3 つ目は，上の 2 つの機序が組み合わされている，という可能性です．

バルプロ酸の臨床応用

バルプロ酸は，従来から比較的安全な抗てんかん薬として世界中で用いられてきた薬剤ですが，最近になってヒストン脱アセチル化酵素阻害剤としても注目されるようになり，SMAの治療薬としての可能性が議論されるようになりました．2003年，2つの研究グループ（Brichtaら，Sumnerら）が，それぞれ別々に，「バルプロ酸が，SMA患者由来の線維芽細胞において，全長型SMNタンパク質を増加させる」ことを報告しました．彼らは，論文の中で，「バルプロ酸が*SMN2*遺伝子の転写を促進し，かつ*SMN2*遺伝子エクソン7のスプライシングも促進した」ことを明らかにしています．2006年，Brichtaらは，「20人のSMA患者にバルプロ酸を抗てんかん薬として用いる時の用量で投与したところ，7人の患者の末梢血細胞においてSMNタンパク質の増加を認めた」ことを発表しました．同年，Weihlらは，「7人のⅢ，Ⅳ型SMA患者にバルプロ酸を平均8か月間投与し，筋力の増強を認めた」ことを報告しています．2009年，Swobodaらは，「27人のⅡ型SMA患者にバルプロ酸を12か月間投与し，Hammersmith式機能的運動能力尺度の改善を認めた」ことを報告しました．彼女らは，論文の中で，「運動能力の改善は主に5歳以下の小児に認められた」ことを示しています．

運動ニューロン保護を目指す治療戦略

グルタミン酸遊離抑制薬であるガバペンチン，リルゾールは神経保護作用が期待できることから，SMAに対しても効果があるのではないかと期待されましたが，これらの薬剤の有効性に関しては意見の一致をみていません．

神経栄養因子であるTRH（甲状腺刺激ホルモン放出ホルモン）を用いた治療法は，1994年に，わが国のTakeuchiらが世界に先駆けて報告したものです．彼らは，「TRH静注療法はSMAⅠ型患者（1人）にはほとんど効果がなかったが，SMAⅡ型患者（1人），Ⅲ型患者（1人）には運動機能の改善を認めた」と報告しました．2000年，Tzengらも，「TRH静注療法を受けたSMA患者（6人）に筋力の増強が認められた」と報告しました．2009年，Katoらは，「SMAⅢ型患者（1人）にTRH経口薬を投与したところ，筋力の増強，運動機能の改善が認められた」と報告しました．

治験体制構築の必要性

わが国でも，いくつかの施設では，患者さんやその家族に対して治療効果の限界について説明した上で，バルプロ酸やTRHの投与が行われてきました．しかし，その薬物治療によって，どの程度の筋力増強効果や運動機能改善効果が得られたのか，どれだけの期間にわたってそれらの効果が持続したのかについては全く判定できません．薬物の投与方法や薬効の評価方法が統一されていないため，担当医師や患者さんがそれぞれの印象を語りあうことしかできないからです．

これまでに，上述した薬物以外にも，いろいろな薬物がSMA治療薬候補として報告されてきました．この中には，治験が終わったものもありますし，これから本格的な治験が始まるものもあります．最近報告されたSMA治療薬候補のうち，神経保護剤であるOlesoximeはフランスで，RNAプロセシング酵素の阻害剤であるRG3039は米国で，アンチセンス・オリゴヌクレオチド製剤であるISIS-SMNRxは米国で，それぞれ治験が始まることが報道されました．

近い将来，運動ニューロンの機能回復・変性脱落予防に一段と効果的な薬物がつぎつぎと登場するに違いありません．そこで，今のうちに，新しく登場してくる薬物が本当に日本人のSMAの患者さんに効くのかどうか，危険性はどうか，それらを判断するための治験体制を構築しておくべきであると考えられます．

参考文献

1）西尾久英，Harahap Indra Sari Kusuma，斉藤利雄，西村範行，森川　悟，山本友人，中川卓，竹島泰弘，松尾雅文：小児医学最近の進歩　脊髄性筋萎縮症 up to date　治療戦略．小児科 51（12）：1687-1695, 2010

（西尾久英）

12−2 ロボットスーツHALの開発研究の進歩

ロボットスーツHALとは何か

SMAなどの神経筋疾患は筋萎縮のために四肢筋力が低下し，それぞれの疾患型（Ⅰ型からⅣ型）の特徴に応じた運動機能障害を呈し，進行するとそれぞれ重篤になります．現在，これらに対する根本的治療法の開発は成功しておらず，医師，看護師，リハビリテーション専門職種，栄養士などで構成される多専門職種ケア（multidisciplinary care）によって，症状コントロールのための治療と生活の質（QOL）の向上を目標にしたケアが行われています．

筑波大学のシステム情報工学者の山海教授は，サイバネティクス（Cybernetics），ロボッティクス（Robotics），インフォマティクス（Informatics）の3つを融合したサイバニクス（Cybernics）技術を用いて，人の身体/脳とリアルタイムに情報を交換して人を支援する装着型ロボットの開発を行ってきました．人の生体電位（表面筋電図など）と機械のセンサの情報をリアルタイムに処理することで，装着者が行おうとしている運動意図をデコード（暗号解読）し，必要なモータトルクを使って筋をアシストする，随意運動を増強する装着型ロボットを完成させ，HAL（hybrid assistive limb）と命名しました．1999年にHALプロトタイプであるHAL-1が完成し，健常者に使える完成モデルとして**図1**のHAL-5が2005年に完成しました．

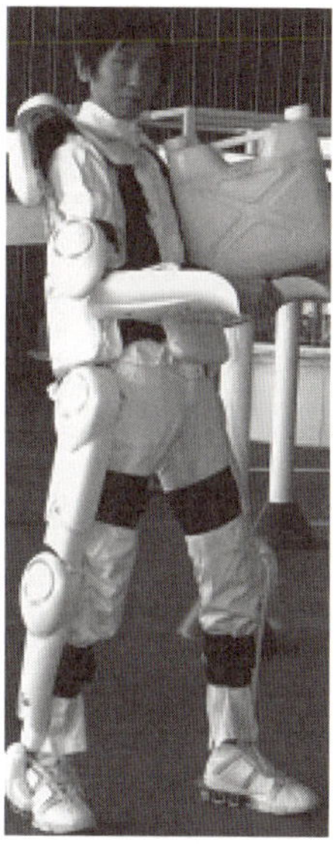

図1　HAL-5

HALの技術は，SMA患者さんを含む人のあらゆる運動支援や運動学習に応用可能と考えられています．HALは，単関節運動から，手指機能，上肢機能，歩行機能といった複合した関節運動を支援することが原理的に可能です．本項では歩行移動機能を中心にして現在研究中のHALの機能と応用を紹介します．

HALの構造と動作メカニズム

HALの下肢モデル（両脚モデル）の基本骨格は**図2**のように，腰部フレーム，大腿カフ，下腿カフ，専用靴によってHALを体に装着します．専用バッテリーを動力源として，コントロールユニットでリアルタイム処理した情報により，股関節と膝関節のアクチュエー

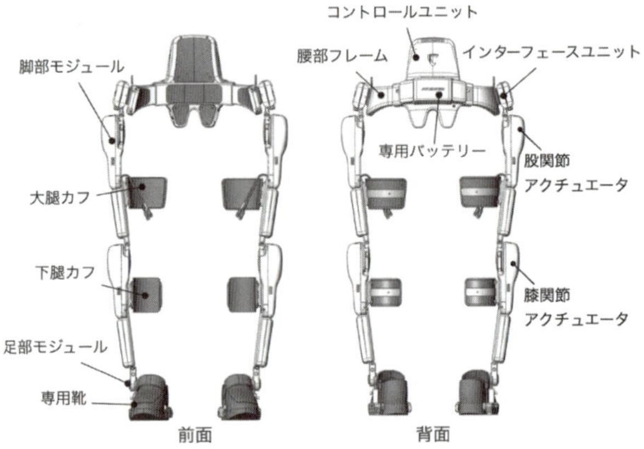
コントロールユニット
脚部モジュール
腰部フレーム
インターフェースユニット
専用バッテリー
股関節
アクチュエータ
大腿カフ
下腿カフ
膝関節
アクチュエータ
足部モジュール
専用靴
前面
背面

図 2　両脚モデル

タが動作し下肢の運動を助けます．アシストトルクのゲインとバランスはインターフェースユニットによって調整します．

HAL の動作原理を**図 3** のブロックダイアグラムで簡略化して説明します．人が立ち上がりたい，歩行したいと思った瞬間，それに対応した，脳・脊髄の活動が起き，運動神経が興奮し，筋の電位が変化し，そして筋収縮，関節運動が続きます．通常，HAL はアシストする関節の屈筋群と伸筋群から生体電位（主に表面筋電図）を捉えられるようになっています．適切な位置に電極を貼ることで，それぞれの関節の運動に対する電位を検出し，その電位の特徴からどのような運動を意図しているかを生体信号処理でデコード（暗号処理）することができます．それに加えて，関節角度情報および床反力センサから得た足の接地状況を踏まえ，データベース化された運動パターンに照らし合わせ，どのようなトルクでアクチュエータをコントロールすればよいかを HAL が判断します．

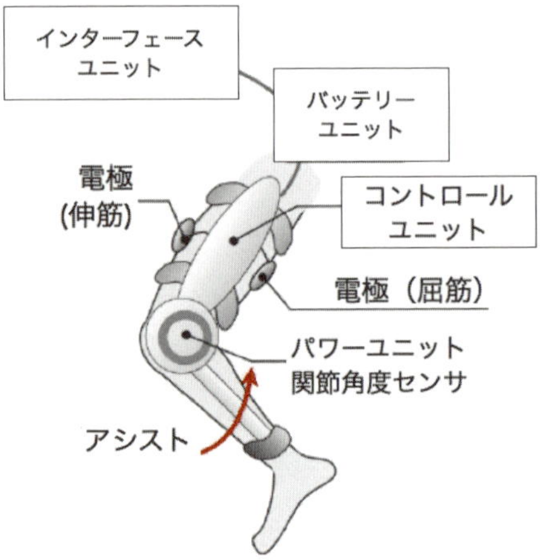
インターフェース
ユニット
バッテリー
ユニット
電極
(伸筋)
コントロール
ユニット
電極（屈筋）
パワーユニット
関節角度センサ
アシスト

図 3　HAL の動作原理

HALのコントロールメカニズムは以下2つの技術により構成されるハイブリッドメカニズムです．装着者の運動意図に基づいて制御を行うサイバニック随意制御（CVC: cybernic voluntary control）と，HALのセンサによる角度情報と床反力情報に基づいてHALがデータベースを参照しながら自分自身を制御するサイバニック自律制御（CAC: cybernic autonomous control）です．この2つの技術の組み合わせはHALにおいて人と機械とのハイブリッドが成り立つ基盤技術といえ，一種のサイボーグ技術ともいえるかもしれません．

HALをSMA治療に使う

ほとんど実用的に歩行できない人でも，HALを使うと装着時に歩行が可能になる場合があります．そのためには，HALをSMA用に開発していく必要があります．最終的に，使いたい時にHALを装着使用すれば移動能力が高まり，車椅子が不要になればよいと考えますが，現時点では間欠的，定期的な使用によりSMAの自然歴を変容して，筋力低下のスピードをゆっくりさせられるかどうかについての研究を先行させています．

SMAの基本的な病態は脊髄運動神経核，運動神経，筋の進行性の障害です．全身の筋肉が一様に障害されていくのではありません．一般に神経・筋疾患では大きく障害された筋群，障害の少ない筋群，十分に使える筋群が全身にあると考えます．障害の大きな筋群は，すでにいかなる運動エネルギーも発生させることができない状態であり，HALが100％アシストする必要があります．障害の少ない筋群は無理に使い続けると筋の障害が進行するのではという考え方があり，HALの運動支援により筋に対する負荷を軽減でき，筋の障害を緩和できる可能性があります．神経・筋疾患では日常生活動作が低下することで，全身の運動が低下し，比較的健常な筋群も廃用症候群に陥り，機能が低下する危険性があります．通常の理学療法では，進行性の筋萎縮をきたす病態に対してのリハビリテーションプログラムは大変困難であるとされています．運動を行いながら，同時に筋の運動量を減らすような理学療法プログラムはHALを使わない限り不可能と考えられるからです．

技術的な研究と将来

HALが標準的に行う，各関節に対する運動意図を読み取るための，屈筋群と伸筋群の表面筋電図などの生体電位の電圧がSMA患者さんの罹患筋では大変低下していることが問題です．本来なら，電位は高振幅となっているのですが，筋線維がまばらで，皮膚表面から遠くなるため低下してしまうのです．そのため，生体電極を貼る位置を調整する方法を確立する必要があります．また，SMAのような神経原性神経筋疾患では運動単位（motor unit）の発火頻度の減少が問題です．この信号処理の検討には，ポリオ後症候群の人に対して，新宮らが開発した方法が大変参考になりました．**図 4** は運動単位が減少し，発火頻度の少ない生体電位信号（a，b）を必要なアシストトルク量へ信号変換処理し（c），実際の関節運動に（d）反映させる方法を示しています．現在では，神経原性，筋原性の両者に対応できる神経・筋疾患用信号処理法の研究と，実証の準備を進めています．

今回は，下肢機能のうち特に歩行機能を対象とする下肢モデルを開発していますが，上肢や指機能に対してもHALは技術的に同じように対応することができ，研究を行っています．簡単にいえば，上肢や指から生体電位信号を検出し，上肢や手指に装着するかマジックハンドのように使うことで，上肢機能や指機能の障害に対する支援が可能だと考えられます．

現在，下肢モデルはSMA Ⅲ，Ⅳ型の患者さんが主な対象者となると思われます．しかし，将来，小児モデルを開発し，成長発達を考慮できれば，SMAに対する他の画期的薬剤や遺伝子治療などとの組み合わせでSMA Ⅰ，Ⅱ型の患者さんに対しても発症を抑制し，筋の成長を促進する目的のために，また，進行した病態に対しては萎縮筋を改善させる目的のためにHALは必須の機器となると考えられます．

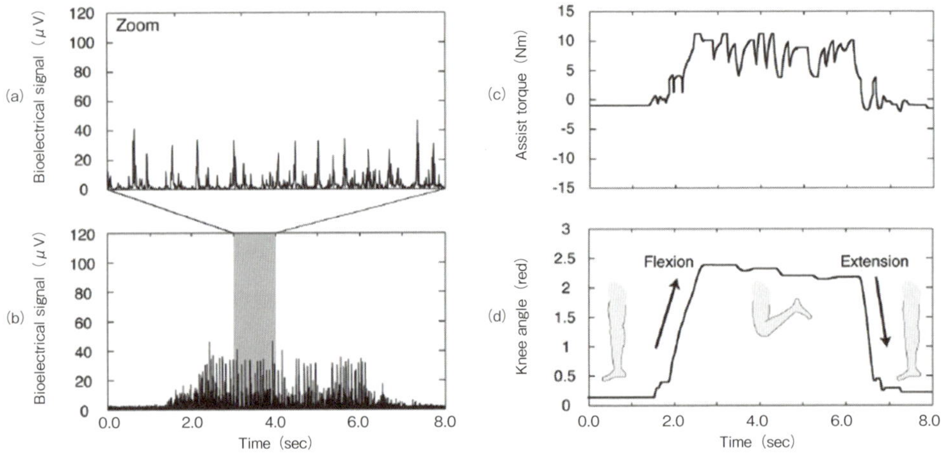
(a)
Bioelectrical signal（μV）
Zoom
(b)
Bioelectrical signal（μV）
Time（sec）
(c)
Assist torque（Nm）
(d)
Knee angle（red）
Flexion
Extension
Time（sec）

図 4　ポリオ患者の表面筋電図の関節運動トルクへの変換

有効性と安全性評価―HALの治験

医療機器としてHALを使う場合には，有効性と安全性を評価するために，わが国の薬事法に基づく臨床試験，治験を行う必要があります．現在，HALは治験の準備を行っています．装着患者に関する組み入れ基準や除外基準を明確にし，標準的な装着プロトコルを決め，安全性や医学的効果などを確認する治験を行えば，HALは医療機器として承認されることになります．現在，「SMA患者さんがHAL神経・筋難病下肢用モデル（HAL-HN01）を定期的，間欠的に装着し，適切に筋収縮を助けられることで，筋萎縮と筋力低下の進行が抑制される」という仮説（**図5**）を考えています．実際の治験では，介助にて歩行が可能な緩徐進行性のSMA患者さんの協力を募り，HAL-HN01を短期間，間欠的に治療的装着することによる短期の歩行改善効果を証明する予定です．同時に，あらゆる有害事象を集め，因果関係の分析を行い，安全性も評価します．短期効果を継続的複数回繰り返すことにより長期効果が得られると考えます．

臨床評価には客観的生理的な評価方法だけでなく，患者さんの報告するアウトカム（patient reported outcome: PRO）も入れ，主観的な満足度も評価する予定です．

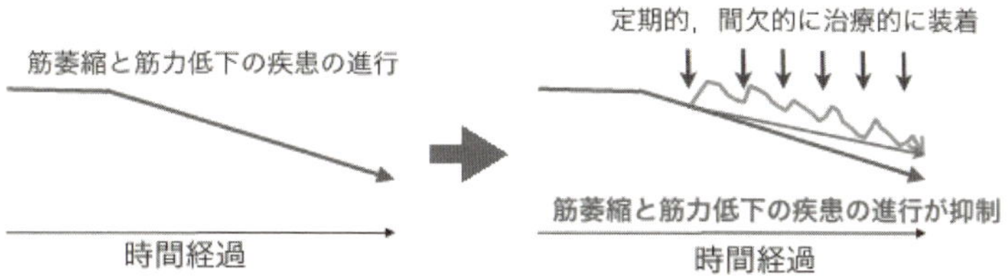
筋萎縮と筋力低下の疾患の進行
時間経過
定期的，間欠的に治療的に装着
筋萎縮と筋力低下の疾患の進行が抑制
時間経過

図5　神経筋疾患でのHAL治療効果モデル

倫理哲学的な考察

現代において，人と接続する医療機器として，人工心臓，人工呼吸器，血液透析装置などがありますが，いずれも，社会，心理，倫理的な問題点が議論されています．このため，ハイブリッド技術をもとにした装着型ロボットの医学応用の際にも治験と同時に，倫理哲学的検討を行う必要があります．

▶ダイダロスとイカロス

ギリシャ神話にHALと類似した装着型機器に関する物語が存在します．ダイダロスはクレタ島に誰も脱出できない迷路（Labyrinth）を建築しましたが，自分自身が作った迷路に息子のイカロスとともに閉じ込められ脱出できなくなりそこから脱出するために，膠で固めた羽を作り，それを装着し，飛んで脱出するという物語です．ダイダロスはイカロスに太陽に近づきすぎると膠が溶けて羽が壊れて落下するという忠告をしますが，イカロスは飛び立ってみるとあまりにも楽しくてその言葉を忘れ，落下して死んでしまうというものです．これは人の技術の功罪，二面性（dualism）をあらわす物語といえます．いかに良い技術であっても，技術は使われる文脈の中で，有用か危険かが決まってくるということを教えてくれます．

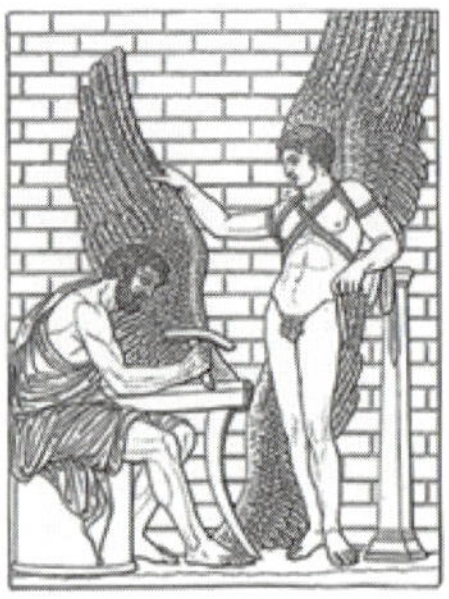

図 6　ダイダロスとイカロスの物語のレリーフ（Relief in the Villa Albani in Rome）

http://en.wikipedia.org/wiki/File:Daedalus_und_Ikarus_MK1888.png

▶トランスヒューマニズムと人間改造学

トランスヒューマニズム技術（transhumanism technology）とは正常以上の人機能を目指す技術を意味する言葉であり，人間改造学（euphenics）とも呼ばれています．治療的にはBeyond Therapy（超治療）ともいわれます．トランスヒューマニズムは「現在の人間性（human nature）は応用科学や他の合理的方法で改善できるとし，それにより，人間の寿命を延ばしたり，知的能力や身体能力を向上させたり，精神的状態や情動をコントロールする能力を増進することができる」と定義しています．一般的に，トランスヒューマニズムから受ける印象には劣った人間に対する忌避，蔑視が見受けられ，その考え方は容認できませんが，その個別技術を疾患治療に応用するなら，有益な医療技術と考えられます．つまり，前項と同じく，個別技術自体には善・悪または有益・有害という価値はなく，利用される文脈により評価されるのです．HAL の医療応用は失われた運動機能を取り戻し，より主体的に生きるという意味で，治療概念，緩和概念，リハビリテーション概念で理解することができます．

▶医療用と軍事用

Berkeley lower extremity exoskeleton（BLEEX）は HAL と極めて類似したロボットスーツですが，兵士が使用する軍事用です．一方で，HAL は医療目的や福祉目的で作られました．HAL のように患者さんに装着する際は，安全性を含め，より高度な技術が必要です．このため，HAL の技術開発では軍事を目指したものよりも高度なものが要求され，今後も HAL の技術的優位は揺るがないと思われます．

謝辞：本研究は厚生労働科学研究費補助金（難治性疾患克服研究事業）H17 ～ H19 年度「特定疾患患者の生活の質（QOL）の向上に関する研究」，H20 ～ H22 年度「特定疾患患者の生活の質（QOL）の向上に関する研究」，H22 ～ H23 年度「脊髄性筋萎縮症の臨床実態の分析，遺伝子解析，治療法開発の研究」に関連して行われました．

参考文献

1）Okamura J, Tanaka H, Sankai Y: EMG-based Prototype Powered. Assistive System for Walking Aid. In: Proceedings of ASIAR '99, pp229-234, 1999
2）Hayashi T, Kawamoto H, Sankai Y: Control Method of Robot Suit HAL working as Operator's Muscle using Biological and Dynamical Information. In: Proceedings of the IEEE/RSJ International Conference on Intelligent Robots and Systems（IROS 2005）: pp3063-3068, 2005
3）Suzuki K, et al: Intention-based walking support for paraplegia patients with Robot Suit HAL Advanced Robotics 21（29）: 1441-1469, 2007
4）Shingu M, Eguchi K, Sankai Y: Substitution of motor function of polio survivors who have Permanent Paralysis of Limbs by using Cybernic Voluntary Control. In: Proceedings of the International conference on Robotics and Biomimetics: pp504-509, 2009
5）中島　孝：神経・筋難病患者が装着するロボットスーツHALの医学応用に向けた進捗，期待される臨床効果．保健医療科学 60（2）: 130-137, 2010

（中島　孝）

12−3 ウイルスベクターを用いた治療研究の展開 − SMAに対する遺伝子治療の可能性とその展望 −

1970年代後半からの分子生物学の進歩に伴いヒトゲノム解析が行われ，その後のポストゲノム時代では，遺伝子治療はもはや夢の治療法ではなく，現実の医療現場に登場する治療法であると思われました．しかし，これまでにわが国を含めた世界各国で行われてきた遺伝子治療は，一部優れた治療効果が報告されましたが，多くは当初期待されていたほどの結果が得られませんでした．実際，単一遺伝子の変異によって生じる遺伝性疾患の治療で一定の治療効果のあった疾患は，血友病B，X連鎖性重症複合免疫不全症，X連鎖副腎白質ジストロフィー，重症βサラセミアなどで，すべての遺伝性疾患が現在の遺伝子治療の対象になるにはまだ時間がかかりますが，各疾患の特長を活かせば現在の技術により治療が可能であると考えられています．

SMAにおける遺伝子治療研究の現状

SMAの原因遺伝子の一つはsurvival motor neuron 1（*SMN1*）遺伝子であり，その欠失・変異によることがわかっています．一般に遺伝子治療は，欠失または変異した原因遺伝子の正常型を患者さんの体内に導入し，正常な遺伝子を発現させることによって病態が改善することを目指す治療法です．また最近の研究では，ウイルスベクターを用いて原因遺伝子を導入するだけではなく，疾患病態メカニズムの解明から遺伝子修復・修飾作用をもつ核酸分子を導入する方法も開発されています．具体的には，原因遺伝子の変異部周辺の核酸配列に対するアンチセンスオリゴヌクレオチドを用いた治療研究が行われています．この項では，これまでのSMA遺伝子治療研究で用いられているウイルスベクター開発についてまとめ，SMA の遺伝子治療の可能性について解説します．

ウイルスベクター

外来遺伝子の運び屋として使われるのがウイルスベクターです．ウイルスは，ヒトをはじめとする様々な動植物に宿主依存的に感染し，子孫を増やしていきます．この特長を利用して，正常な遺伝子を組み込んだウイルスベクターを，遺伝性疾患患者の臓器や組織に導入し，目的の遺伝子産物であるタンパク質を発現させ，補うことができると予想されます．

現在，SMA の遺伝子治療を想定して研究されているウイルスベクターは，DNA ウイルスベクターであるアデノウイルスベクター，アデノ随伴ウイルスベクター（AAV），自己相補型アデノ随伴ウイルスベクター（scAAV），そして SMA の病変部位と同じ脊髄前角運動神経細胞を標的とする RNA ウイルスの一つであるポリオウイルスを改良したベクターです（**表 1**）．これらのベクターを用いて SMA 患者由来細胞や SMA モデルマウスを対象とした研究が進行中です．

▶自己相補型アデノ随伴ウイルスベクターを用いた SMA 遺伝子治療研究

DNA ウイルスである AAV のウイルスゲノムは約 5kb の線状 1 本鎖 DNA で，プラス鎖あるいはマイナス鎖がほぼ半分を占めます．この AAV を基にしたベクターは野生型 AAV が非病原性ウイルスであることから安全性が高いことが知られています．この点が AAV ベクターの最大の長所です．さらに，神経細胞のような非分裂細胞へも遺伝子導入が可能です．弱点としては，ウイルスゲノムが 1 本鎖 DNA であるため，遺伝子発現を起こすために 2 本鎖になる必要があり，遺伝子発現効率が低いという点です．そのため，発現量を確保するためには，膨大な量のベクターが必要です．このような背景から，これらの弱点を補うものとして，AAV を改良した scAAV ベクターが開発されています．このベクターはプラス鎖とマイナス鎖がつながった状態でウイルス粒子に包まれたベクターで，標的細胞内で即座に 2 本鎖の状態になることから遺伝子発現が効率良く起きます（**表 1**）．

最近，scAAV type 9 に *SMN1* 遺伝子を組み込んだベクターを，生後間もない SMA モデルマウスに静脈内投与した結果，平均寿命が生後 15 日である SMA モデルマウスが 200 日を超える生存を示すという報告がなされました（**表 1**）．SMN タンパク質は生体の多くの臓器に発現していますが，特に脊髄前角においては未熟な運動神経発生時に SMN タンパク質の発現が高く，発生が進むにつれてその発現量は低下してくるという特徴があります．このことからも，生後間もない時期に *SMN1* 遺伝子または SMN タンパク質を補充することが SMA 治療の効果を高めると考えられます．

表1　SMA遺伝子治療研究用ウイルスベクターの特徴

■アデノウイルスベクター（adeno virus vector）
2本鎖DNAウイルスであり，多くの細胞種に高い遺伝子導入効率を示す．
（特長）発現効率が高い，非分裂細胞である運動神経細胞へ導入可能．
（課題）一過性の遺伝子発現，抗原性・細胞障害性が高い．

■アデノ随伴ウイルスベクター（adeno-associated virus vector: AAV）
1本鎖DNAウイルスで非病原性ウイルスであり，血清型により組織特異性の違いがある．
（特長）長期の遺伝子発現，非分裂細胞である運動神経細胞へ導入可能．
（課題）発現効率が低い，大量生産が困難，ヒトが抗体を有する．

■自己相補的アデノ随伴ウイルスベクター（self-complementary adeno-associated virus vector: scAAV）
1本鎖でなく最初から2本鎖DNAであるために遺伝子導入効率がよい．
（特長）AAVベクターよりも10～100倍の遺伝子導入効率がよい，脊髄前角運動神経細胞に導入可能．
（課題）大型動物への投与による抗原性や長期遺伝子発現の確認．

■ポリオウイルスベクター
プラス鎖RNAウイルスであり，目的の遺伝子をmRNAの形で導入し早期に遺伝子産物の発現を得る．
（特長）末梢神経から逆行性輸送を利用して脊髄前角運動神経細胞に導入可能．
（課題）一過的な遺伝子産物の発現，細胞レベルにおける安全性，SMAモデル動物への治療効果．

▶ウイルスベクターを用いたアンチセンスオリゴヌクレオチド法

Duchenne型筋ジストロフィー症などの遺伝性疾患の治療研究では，アンチセンスオリゴヌクレオチドやモルフォリノを用いて原因遺伝子内の変異エクソンをスキップさせるエクソンスキップ法の治療研究が進められています．

一方，SMAでは，SMNタンパク質の産生に寄与する*SMN2* mRNA内にあるエクソン7のスキッピングを惹起するスプライシング異常によって，不安定な*SMN2* mRNAが生じ，SMNタンパク質を補えないことも病態と関連していると考えられています．この考えを踏まえスプライシングを制御する治療法が研究されています．具体的には，*SMN2* mRNA前駆体のイントロンおよびエクソン7をターゲットとして，スプライシング制御を狙ったアンチセンスヌクレオチドを用いた方法です．実際に，アンチセンスオリゴヌクレオチド発現アデノウイルスtype 5ベクターをSMA患者由来線維芽細胞に導入し*SMN2* mRNAのスプライシングを制御することによって*SMN2* mRNA由来の正常なSMNタンパク質発現効果が認められたという報告があります．

▶ SMA遺伝子治療におけるポリオウイルスベクターの可能性

RNAウイルスは，ウイルスゲノムとしてRNAを有するウイルスで，そのゲノムRNAは1本鎖または2本鎖の状態でウイルス粒子の中に存在しています．また，1本鎖のゲノムRNAはmRNAとして機能しタンパク質に翻訳されるプラス（+）鎖RNAと，相補的RNAとして存在しRNA依存的RNAポリメラーゼによってプラス鎖に転写して機能するマイナス（－）鎖RNAがあります．さらに，ゲノムが非分節型のものや分節型のものがあります．

我々はプラス鎖RNAウイルスの一つであるポリオウイルスの感染機構の研究からポリオウイルスの標的細胞がSMAの病変部位と同じ脊髄前角運動神経細胞であること，またポリオウイルスを利用することで，目的の遺伝子をmRNAの形で細胞質に導入するために染色体への挿入が回避でき，目的遺伝子産物を効率よく発現することを期待できる点に着目しました．さらに，我々の研究において，ポリオウイルスは末梢神経から逆行性輸送で脊髄前角運動神経細胞に運ばれるというメカニズムを利用して，ベクターを筋肉内に接種することにより外来遺伝子を中枢神経系に導入できることが証明されています．これらの研究を基に，SMAの新規治療法を目指して，ポリオウイルスの感染メカニズムを応用した*SMN1* mRNA導入ポリオウイルスベクターの開発研究を行っています（**表1**）.

将来への展望

科学技術の進歩とともに，遺伝子治療用のウイルスベクターは進化を続けています．遺伝子治療の最大の問題点は，既存のウイルスベクターを用いて外来から遺伝子を導入し，安全性を確保しながら長期間目的の遺伝子産物を発現させることが難しい点です．その理由は染色体への遺伝子挿入による癌化の危険性や免疫応答による細胞障害性などが起こる可能性があるからです．この点を解決するために，染色体外で自律複製する環状プラスミドDNAや直鎖状人工染色体DNAを使った遺伝子デリバリー系の研究開発も進められています．一方，我々は，RNAウイルスであるポリオウイルスの特徴に着目し，これまでのウイルスベクターの課題を克服できる新規SMA治療用ポリオウイルスベクターの研究を進めています．

SMAの遺伝子治療研究の分野では，本項で紹介したようなSMAモデルマウスに対する遺伝子治療研究が精力的に進められており，マウスにおいては良好な治療効果を挙げている報告があり，今後の展開が期待されています．SMAの治療は一つの治療法に頼るのではなく，遺伝子治療，細胞移植治療，薬物治療およびリハビリテーションを含めた総合的な治療法が必要であると考えます．

参考文献

1）Foust KD, Wang X, McGovern VL, Broun L, Bevan AK, Haidet AM, Le TT, Morales PR, Rich MM, Burghes AH, Kaspar BK: Rescue of the spinal muscular atrophy phenotype in a mouse model by early postnatal delivery of *SMN* Nat Biotechnol, 28: 271-274, 2010

2）Geib T, Hertel KJ: Restoration of full-length *SMN* promoted by adenoviral vectors expressing RNA antisense oligonucleotides embedded in U7 snRNAs PLos One, 4（12）, e8204, 2009

3）Jia Q, Liang F, Ohka S, Nomoto A, Hashikawa T: Expression of brain-derived neurotrophic factor in the central nervous system of mice using a poliovirus-based vector J Neurovirol 8: 14-23, 2002

（野本明男・荒川正行）

12−4 再生医療の進歩−iPS細胞の可能性

現在治療法が確立されていない，SMAをはじめとする神経変性疾患の治療戦略の一つとして再生医療が期待されています．近年, 体細胞に数種の遺伝子を導入することにより，胚性幹(ES)細胞様の多分化能と増殖能をもつ人工多能性幹(iPS)細胞が作製され，その臨床応用に大きな期待が集まっています．現在，iPS細胞を用いた細胞移植治療に向けた基礎研究が急速に進められており，iPS細胞から種々の体細胞への分化誘導法の開発や，疾患モデル動物への移植治療研究が次々と報告されています．本項では，SMAに対する再生医療という観点から重要なことをピックアップし細胞移植治療の可能性と今後の展望について解説します．

SMA-iPS細胞の確立と再生医療研究の進歩

2009年，ウィスコンシン州立大のEbertらはSMA患者由来皮膚細胞からヒトiPS細胞を世界で初めて作製しました．SMA患者由来iPS細胞(SMA-iPS細胞)は分化誘導により，4週間までは正常ヒトiPS細胞由来運動神経細胞と同様な運動神経細胞への分化過程を示しました．しかし，6週間経ったSMA-iPS細胞由来運動神経細胞は細胞死を惹起することを報告しました．このことからSMA患者由来iPS細胞を用いると培養細胞レベル（*in vitro*）での病態解析が可能となりました．この技術によりこれまで得ることが不可能だったSMA患者さん由来の運動神経細胞を研究材料として用いることが可能となりました．これらの手法により個々のSMA患者さん由来細胞から作製されたiPS細胞を用いてオーダーメードな病態解析も可能となり，様々な治療研究に役立つと予想されます．

現在世界中で，様々な疾患由来のiPS細胞が作製されていますが，疾患由来iPS細胞を用いた細胞移植治療の研究に先行して，病因が明らかにされていない疾患の病態解析や薬剤探索などに用いられているケースが多いのが現状です．ヒトiPS細胞を用いて細胞移植治療を行うためには克服すべき点が多く，最大の課題は，移植用の細胞数を確保するための長期培養による染色体異常や遺伝子変異の蓄積による癌化の克服です．

SMA再生医療に向けて

SMAなどの遺伝子欠失を伴う疾患をターゲットとした再生医療を考える場合には，2つの問題点を克服する必要があります．1つ目は，患者さん自身から採取された幹細胞および組織由来細胞から作製されたiPS細胞などにウイルスベクターなどを用いて欠失して

いる *SMN1* 遺伝子などの補充が必要となります．2つ目は，欠失している遺伝子を導入した細胞を増殖させ，iPS 細胞などの幹細胞を作製し，分化誘導した際，どの分化誘導ステージで移植するか？　という点です．これらの課題を SMA モデルマウスや大型動物を用いた細胞移植治療研究によって克服した後，安全性を加味した細胞を選択して SMA 患者さんに自家移植することになります．

また，患者さん以外の他者由来胚性幹(ES)細胞や iPS 細胞を用いる他家移植も考えられます．他家移植は免疫応答による細胞の生着率の低下とこれを回避するための免疫抑制剤による副作用を生じるリスクが高いとされています．さらに，移植用の細胞数を確保するための長期培養による染色体異常や遺伝子変異の蓄積による癌化については自家移植と同様な共通課題として考えられます．現在，再生医療実現のために，各移植法における課題克服のための研究が精力的に行われています．

将来への展望

世界中から注目されている iPS 細胞を SMA の細胞移植治療に応用するためには，iPS 細胞から効率よく運動神経前駆細胞を分化誘導する方法とその細胞の選別，腫瘍形成能のある細胞を移植前に排除する方法の開発が必要です．さらに，細胞移植をするためには安全性が高く効率の良い *SMN1* 遺伝子などの遺伝子導入法の開発も同時に必要となります．このように SMA の再生医療実現には，医療者を中心として基礎科学研究者や SMA 患者さんおよびその家族の方々の連携によって取り組むことが重要です．現在，わが国をはじめ世界各国における iPS 細胞研究は，将来の再生医療実現に向けた発展のために飛躍しつつあります．

参考文献

1) Ebert AD, Yu J, Rose FF. Jr, Mattis VB, Lorson CL, Thomson JA, Svendsen CN: Induced pluripotent stem cells from a spinal muscular atrophy patient. Nature 457: 277-280, 2009

（荒川正行）

13章 SMA（脊髄性筋萎縮性）家族の会とともに

母親から　I型

わが家は父，母，長女（6歳），次女（4歳）の4人家族．長女は生後3か月でも首がすわらず，身体を支えることができませんでした．最初の病院では原因がわからず，8か月になった頃，紹介された小児神経筋疾患専門の先生にSMA I型と診断されました．

「気管切開をせず生活したい！」という親の思いから，NIVを試しながら在宅に移行しましたが，そのことが本人の体力を奪い，経鼻栄養では体重も増えず痩せる一方でした．やがて何度もチアノーゼになり，気管切開に踏み切りました．それまでは「いつ痰が詰まるか？」と不安で一杯でしたが，気管切開して人工呼吸器を付けた長女には笑顔が溢れるようになり，2歳には胃瘻の手術も終え，ますます元気になって，体重も，お出かけの回数も増えました．

4歳からは児童福祉センター内の「母子通園施設」に通い始めました．入園前には数多くの壁がありましたが，現在は学園の先生方はとても熱心に長女と接してくださいます．しかし通園には親の付き添いが不可欠ですし，年に何度かは体調を崩し入院もしますので，その付き添いも親にとっては身体的な負担が大きく，日常生活を苦しいものにしています．また私たちは，長女が地域の小学校，通常学級に就学できるよう教育委員会と話し合いを続けてきました．その結果，看護師が配置され，平成24年の春より入学できることとなりました．共に育つ，共に学ぶことがとても大切であり，地域で共に育った子どもたちが大人になった時，もっと住みよい社会になっていると思うからです．

SMAの研究が進み治療法が確立することはもちろんですが，気管切開で発声，発語が難しいI型児の親としては，コミュニケーション手段の開発を強く望みます．在宅生活の要は，医療と介護と教育（遊び）の連携だと切に感じます．医療だけで家族と本人の生活を支えていくのは大変です．医療の中での連携，医療と他業種との連携がSMA児のQOL向上のきっかけになると思います．そしてSMA児の入院から在宅，就学といった生活がどのように進んでいくかの情報提供も，親や本人の将来への不安を解消してくれる重要な部分です．SMAという病名を聞いた時には，今のような前向きな気持ちになれるとは思いもしませんでした．しかし不思議な個性と知性をもった長女から学んだことや出会いは数知れず．きっと皆さんも同じように感じて子育てされていると思います．

父親から　Ⅱ型

娘はⅡ型で現在4歳です．1歳頃，娘の成長に疑問を感じて診察を受けました．主治医の判断は“詳しい検査は痛みを伴うため，もう少し様子を見てから”でしたが，親としては待つことができず検査を急ぐことにしました．結果はSMAの可能性が高いということで遺伝子検査も受け，1歳半の時に確定診断を受けました．それからは治療方法がないなど，本当にショックな現実ばかりを知りとても落ち込みました．

しかし，主治医は効果の不確かな薬でも試してくださり，BiPAPの導入（胸郭と肺の成長を促すため）も進めてくださいました．また電動車椅子の使用についても理解を示してくださったので，市役所側との話し合いには半年かかりましたが，2歳の時に交付決定されました．低年齢への交付は全国的に大変困難なのが現状ですが，自分で移動ができない子どもにとって電動車椅子は得がたい経験を補う大切な手段です．娘が電動車椅子に乗って初めて私たち夫婦の後追いをした時は言葉で表現できないくらいの感動をしましたし，本人が獲得できた大切な経験の一つでもあります．

娘は平成24年4月に幼稚園に入園します．私たちの市では電動車椅子に乗る子どもが入園する前例がありませんが，主治医が園長先生に助言をしてくださったことで，幼稚園側も前向きに入園準備を進めてくださいました．

SMAの患者には，病気と上手に付き合っていくために多くの方々の支えが必要ですが，医師の理解の有無で本当に物ごとの進み方が違うと切実に感じています．

また，決まった治療方法がないのが現状ですが，側弯や関節拘縮の予防や治療は必要です．コルセットの着用やリハビリも伴います．けれども，これらの治療や手術の必要性，その時期に対しての医師の見解は様々です．生活に負担をきたしてまで治療をする必要はないという医師の考え方もあるとともに，生活を重視する患者もいれば，できる限りの治療を希望する患者もいます．その選択は患者の側に委ねられたいものです．また，骨折や股関節脱臼は起こってから愕然とすることも多いようで，予見の知識も必要と感じています．

私たちは，より多くの医師にSMAを理解してもらうことや治療方法の確立を目指していただくなど，主治医を筆頭にPT，OT，整形の医師の連携を望むとともに，SMAの研究についても国内だけでなく海外とも連携することで，一日も早く良い治療が受けられることを願って止みません．

本人　Ⅲ型

電動車椅子サッカーと讃岐うどん屋めぐりが趣味の27歳，SMA Ⅲ型です．中学2年の時に診断を受けてから，6年後くらいにSMA家族の会に出会いました．それで会が出している『SMAってなに？』のSMA Ⅲ型の欄に書かれている通りに進行しました．これから先のことも書いてくれているとありがたいなぁ，と思っていました．

現在，家では四つん這い，外では電動車椅子を使い移動しています．週3回，相談支援事業所のパートとボランティアで障がいピアサポートをしています．仕事は主に電話応対やパソコン入力作業で，ピアサポートでは，相談件数は少ないですが自分たちで福祉用具展などのイベントを開催したり，無人駅からJRを利用してみたり，自分たちの生活が良くなるようにしています．仕事ができお金を稼ぐことができるのは良いなと感じています．

しかし，体のことを考えると電動車椅子に乗る時間が増え，四つん這い移動の時間が減りました．仕事を始める前は家で過ごすことが多く，よく動いていました．仕事をするとどうしても日中は電動車椅子に乗り，四つん這い移動の時間が減り筋力が落ちてきたことを感じます．モデルみたいに体調管理をして体重を増やさないように気をつけたり，筋力を落とさないよう筋トレもやったりしますが，筋トレを続けていないと「あ，落ちている」というのがすぐわかります．また，寒くなってくると体がさらに動きにくくなります．それにより今までのADLがぐっと落ち，トイレや入浴がしにくくなります．筋力が落ちたせいか，寒さのせいかがわからず不安になり，「春になったらもとにもどるよなぁ」と思いつつ暖かくなるのを待っています．

これから生きていく中で，今の体の状態を維持できるか，おかれる環境の変化に対応できるかなど課題もありますが，自分のできることをやっていこうと思います．私たちの願いは治療法が確立することです．

“動かないといけない，動き過ぎるのもいけない，動かないのは一番いけない”

本人　Ⅳ型

SMAを発症したのは25歳頃で，高CK値と歩き方がおかしくなり，転倒が増えたのが最初でした．地元の総合病院から神経内科医を紹介され，初診でいわれた言葉は「病名は解るかもしれませんが，治療法はないと思ってください．病名を知りたいのであれば検査入院になります」でした．当時は高校教師をしていましたが，しだいに体力がなくなり，SMAの症状とは違うのでしょうが，発熱や目眩が酷く欠勤が多くなり，生徒に迷惑をかけるわけにはいかず，退職することになりました．

病気に対しての治療は，初診でいわれた通りでリハビリなどもなく，年に1～2回通院し，腱反射と筋力の検査，あとは診断書や意見書を書いてもうための問診があるぐらいなので，せめて進行を遅らせる治療法が確立されればと願っています．

最初は，オルトップと杖があれば歩行は平気でしたが，今は，自宅内の移動以外は車椅子の生活でヘルパーを利用しての買い物と通院・入浴以外，外出することはほとんどありませんが，年に何度か旅行するのが楽しみの一つです．

ヘルパーとのやり取りは，毎回同じ方が来るわけではないですし，自分自身も体調が違う時があるので，時にはわがままに取られたり喧嘩になったりします．日々試行錯誤で，コミュニケーション力が大切だと痛感しています．そんな中で診療マニュアルが発刊されることは，ヘルパーや介護事業所との共通認識の一つになるということで期待をもっています．

家族の会のメンバーとの活動の中で，様々な問題を共有することにより知識を得て，今では，市の職員や保健所を通じて他の障害の方の質問を受けることもありますし，メンバーからのアドバイスによって，市との交渉もスムーズにできるようになり，自分の生活の質を向上させることができたと感じます．

仕事や生活の相談を受ける中で「自分の病気」を理解して欲しいという話をよく聞きます．私個人の考えですが「理解できない，理解してくれない人たちとどうやってうまく付き合うのか？」が鍵なのだと思います．その理解してくれない人たちに手伝って貰わなければ，私たちは生きてゆけないのですから．

医療・介護・社会の問題には，正しい答えがないのかもしれません．答えがないとするならば，考え続けることが答えなのかもしれませんね．

SMA 家族の会からのメッセージ

本マニュアルにより SMA に対する理解が広く普及することは大変意義深いものです．研究代表者である齋藤加代子先生をはじめとして，ご参加いただきましたすべての先生方，ご支援をいただいた皆様方に心よりお礼を申し上げます．

SMA 家族の会は，SMA 本人とその家族を中心として，それを支援する医療関係者をはじめとする専門職やボランティアから構成されています．1999 年 10 月に発足し現在の会員数は 300 世帯を超えようとしております．ホームページの開設や機関誌の発行を通じて関連情報を発信し，また会員の親睦を深めるため，定例会の開催やメーリングリストを通じて相互の知識および経験の共有を図っております．

小児発症の SMA の場合，多くの人が最初に当たる壁は電動車椅子の申請です．近年では 3 歳程度で申請が認められるケースも増えたとはいえ，不許可も多くあります．その際に必ずいわれる言葉があります．「どうして手動の車椅子ではだめなのですか？」

また，次に当たる大きな壁は幼稚園や小学校への進学の際にあります．健常な子どもたちと同じ学校への入学を希望しても拒否されることが多くあります．その際にも決まっていわれる言葉があります．「お子様のことを考えたら，設備や体制が整っている学校へ入学されるべきではないですか？」

上記の2つの言葉は，SMAに対する根本的な無理解を象徴していると考えます．SMAは運動神経の伝達が悪く体は不自由ですが，知能や心までは侵されていません．電動車椅子に乗っていても，人工呼吸器をつけていても，しっかりとした自我をもち，一人の人間として考える力をもっています．だからこそ，社会性を身に着け立派な市民として存在する，できる価値があると私たちは考えます．電動にこだわるのは，自分自身で移動することが目的だからです．普通の学校への進学は，決して特別支援学校を否定するものではなく，苦労をしても社会性を身に着けて欲しい一心からです．多くの人は，「重症の，しかも子どもが電動車椅子に乗るなど危ない（知能も低いはずだ）」，「電動車椅子や呼吸器をつけたような子どもが普通の学校生活を送れるはずがない（適応できる能力がないはずだ）」，そして「単なる親のエゴではないのか？」という目に晒されます．どうか，この診療マニュアルをご覧の皆様には，今，目の前にいる患者さんをしっかりと「見て」いただいて，本人とその家族がこれから生きていくためのご支援をお願いしたいと切に願う次第であります．

（SMA家族の会 会長 東良弘人）

14章 SMAの専門医療機関・ホームページ

SMAの専門医療機関・施設リスト

日本において，SMAの患者さんを診断・診察可能である医療施設のリストを作成しました．このリストを作成するにあたり，2012年1月に，国内の大学病院，国立病院機構各病院，療育施設，各地の主要病院，および全国遺伝子医療部門連絡会議維持機関会員施設にアンケートを送付し，診療が可能か否かについて伺いました．その結果をもとに，患者さんの診療が可能であり，マニュアルへの掲載をご了承いただいた施設をリストにしました．身近な通院施設を選択される際の一助になれば幸いです．なお，本リストを参考に受診や紹介をなさる場合，小児科における診療は15歳までですので，15歳以上の方は神経内科を受診して下さい．「遺伝子診療部」などの施設は年齢の制限はありません．

都道府県	施設名	郵便番号	所在地	電話番号
北海道	市立札幌病院　小児科	〒060-8604	札幌市中央区北11条西13-1-1	011-726-2211
	市立札幌病院　神経内科	〒060-8604	札幌市中央区北11条西13-1-1	011-726-2211
	札幌医科大学附属病院　小児科	〒060-8543	札幌市中央区南1条西16	011-611-2111
	札幌医科大学附属病院　神経内科	〒060-8543	札幌市中央区南1条西16-291	011-611-2111
	北海道大学病院　臨床遺伝子診療部	〒060-8648	札幌市北区北14条西5丁目	011-706-6028
	北海道大学病院　神経内科	〒060-8648	札幌市北区北14条西5丁目	011-706-6028
	北海道立旭川肢体不自由児総合療育センター　小児科	〒071-8142	旭川市春光台2条1-1-43	0166-51-2126
	旭川医科大学病院　小児科	〒078-8510	旭川市緑が丘東2条1-1-1	0166-68-2481
	旭川医科大学病院　神経内科	〒078-8510	旭川市緑が丘東2条1-1-1	0166-68-2442
	国立病院機構　八雲病院　小児科・小児神経科	〒049-3198	二海郡八雲町宮園町128	0137-63-2126
青森県	国立病院機構　弘前病院　小児科	〒036-8545	弘前市大字富野町1	0172-32-4311
	弘前大学医学部附属病院　小児科	〒036-8563	弘前市本町53	0172-39-5070
	弘前大学医学部附属病院　神経内科	〒036-8562	弘前市在府町5	0172-39-5142
	八戸赤十字病院　神経内科	〒039-1104	八戸市大字面木字中明戸2	0178-27-3111

都道府県	施設名	郵便番号	所在地	電話番号
岩手県	岩手医科大学附属病院　小児科	〒020-8505	盛岡市内丸19-1	019-651-5111
宮城県	宮城県立こども病院　神経科	〒989-3126	仙台市青葉区落合4-3-17	022-391-5111
	東北大学病院　小児科	〒980-8574	仙台市青葉区星陵町1-1	022-717-7287
	東北厚生年金病院　神経内科	〒983-8512	仙台市宮城野区福室1-12-1	022-259-1221
	宮城県拓桃医療療育センター　小児科	〒982-0241	仙台市太白区秋保町湯元字鹿乙20	022-398-2221
秋田県	秋田県立医療療育センター　小児科	〒010-1407	秋田市上北手百崎字諏訪ノ沢3-128	018-826-2401
	秋田大学医学部附属病院　小児科	〒010-8543	秋田市本道1-1-1	018-834-1111
	秋田大学医学部附属病院　神経内科	〒010-8543	秋田市本道1-1-1	018-884-6104
	国立病院機構　あきた病院　神経内科	〒018-1393	由利本荘市岩城内道川字井戸ノ沢84-40	0184-73-2002
山形県	山形大学医学部附属病院　小児科	〒990-9585	山形市飯田西2-2-2	023-633-1122
	山形大学医学部附属病院　第三内科	〒990-9585	山形市飯田西2-2-2	023-628-5316
	県立総合療育訓練センター　小児科	〒990-3145	上山市河崎3-7-1	023-673-3366
	県立河北病院　神経内科	〒999-3511	西村山郡河北町谷地字月山堂111	0237-73-3131
福島県	福島県立医科大学附属病院　小児科	〒960-1295	福島市光が丘1	024-547-1295
	いわき市立総合磐城共立病院　小児内科	〒973-8555	いわき市内郷御厩町久世原16	0246-26-3151
	国立病院機構　いわき病院　神経内科	〒970-0224	いわき市平豊間字兎渡路291	0246-55-8261
茨城県	茨城県立こども福祉医療センター　小児科・神経小児科	〒310-0845	水戸市吉沢町3979-3	029-247-3311
	土浦協同病院　小児科	〒300-0053	土浦市真鍋新町11-7	029-823-3111
	筑波大学附属病院　神経内科	〒305-8576	つくば市天久保2-1-1	029-853-3048
	東京医科大学茨城医療センター　神経内科	〒300-0395	稲敷郡阿見町中央3-20-1	029-887-1161
栃木県	とちぎリハビリテーションセンター　小児科	〒320-8503	宇都宮市駒生町3337-1	028-623-6124
	足利赤十字病院　小児科	〒326-0843	足利市五十部町284-1	0284-21-0121
	自治医科大学附属病院　神経内科	〒329-0498	下野市薬師寺3311-1	0285-58-7352
	自治医科大学とちぎ子ども医療センター　小児科	〒329-0498	下野市薬師寺3311-1	0285-58-7366
	獨協医科大学病院　小児科	〒321-0293	下都賀郡壬生町北小林880	0282-86-1111
群馬県	群馬大学医学部附属病院　神経内科	〒371-8511	前橋市昭和町3-39-22	027-220-8060
	前橋赤十字病院　神経内科	〒371-0014	前橋市朝日町3-21-36	027-224-4585
	群馬整肢療護園　小児科	〒370-3531	高崎市足門町146-1	027-373-2277
	群馬県立小児医療センター　神経内科	〒377-8577	渋川市北橘町下箱田779	0279-52-3551
埼玉県	埼玉医科大学総合医療センター　小児科	〒350-8550	川越市鴨田1981	049-228-3617
	獨協医科大学越谷病院　小児科	〒343-8555	越谷市南越谷2-1-50	048-965-1111
	埼玉医科大学病院　小児科	〒350-0495	入間郡毛呂山町毛呂本郷38	049-276-1218
千葉県	千葉大学医学部附属病院　神経内科	〒260-8677	千葉市中央区亥鼻1-8-1	043-226-2126

都道府県	施設名	郵便番号	所在地	電話番号
千葉県	千葉県こども病院　神経科	〒266-0007	千葉市緑区辺田町579-1	043-292-2111
	東邦大学医療センター佐倉病院　小児科	〒285-8741	佐倉市下志津564-1	043-462-8811
	東邦大学医療センター佐倉病院　神経内科	〒285-8741	佐倉市下志津564-1	043-462-8811
	東京慈恵会医科大学附属柏病院　神経内科	〒277-8567	柏市柏下163-1	04-7164-1111
	帝京大学ちば総合医療センター　神経内科	〒299-0111	市原市姉崎3426-3	0436-62-1211
	東京女子医科大学八千代医療センター　小児科	〒276-8524	八千代市大和田新田477-96	047-450-6000
	順天堂大学医学部附属浦安病院　脳神経内科	〒279-0021	浦安市富岡2-1-1	047-353-3111
	国立病院機構　下志津病院　神経内科	〒284-0003	四街道市鹿渡934-5	043-422-2511
	日本医科大学千葉北総病院　小児科	〒270-1694	印西市鎌苅1715	0476-99-1111
東京都	東京女子医科大学　附属遺伝子医療センター	〒162-0054	新宿区河田町10-22	03-3353-8111
	東京女子医科大学病院　神経内科	〒162-8666	新宿区河田町8-1	03-3353-8111
	東京女子医科大学病院　小児科	〒162-8666	新宿区河田町8-1	03-3353-8111
	東京慈恵会医科大学附属病院　小児科	〒105-8461	港区西新橋3-25-8	03-3433-1111
	東京大学医学部附属病院　小児科	〒113-8655	文京区本郷7-3-1	03-3815-5411
	東邦大学医療センター大橋病院　神経内科	〒153-8515	目黒区大橋2-17-6	03-3468-1251
	東邦大学医療センター大森病院　臨床遺伝診療室	〒143-8541	大田区大森西6-11-1	03-3762-4151
	東邦大学医療センター大森病院　小児科	〒143-8541	大田区大森西6-11-1	03-3762-4151
	東邦大学医療センター大森病院　神経内科	〒143-8541	大田区大森西6-11-1	03-3762-4151
	都立北療育医療センター　神経内科	〒114-0033	北区十条台1-2-3	03-3908-3001
	東京女子医科大学東医療センター　小児科	〒116-8567	荒川区西尾久2-1-10	03-3810-1111
	東京女子医科大学東医療センター　神経内科	〒116-8567	荒川区西尾久2-1-10	03-3810-1111
	帝京大学医学部附属病院　神経内科	〒173-8606	板橋区加賀2-11-1	03-3964-1211
	日本大学医学部附属板橋病院　神経内科	〒173-8610	板橋区大谷口上町30-1	03-3972-8111
	順天堂大学医学部附属練馬病院　小児科	〒177-8521	練馬区高野台3-1-10	03-5923-3111
	東京慈恵会医科大学葛飾医療センター　神経内科	〒125-8506	葛飾区青戸6-41-2	03-3603-2111
	武蔵野赤十字病院　神経内科	〒180-8610	武蔵野市境南町1-26-1	0422-32-3111
	都立神経病院　神経小児科	〒183-0042	府中市武蔵台2-6-1	042-323-5110
	都立神経病院　脳神経内科	〒183-0042	府中市武蔵台2-6-1	042-323-5110
	都立多摩療育園　小児科	〒183-0031	府中市西府町4-7-1	042-366-2311
	国立精神・神経医療研究センター病院　小児神経科	〒187-8551	小平市小川東町4-1-1	042-341-2711
	東京慈恵会医科大学附属第三病院　神経内科	〒201-8601	狛江市和泉本町4-11-1	03-5930-2012
神奈川県	横浜市立大学附属市民総合医療センター　神経内科	〒232-0024	横浜市南区浦舟町4-57	045-261-5656
	神奈川県立こども医療センター　小児科(遺伝科)	〒232-8555	横浜市南区六ツ川2-138-4	045-711-2351

都道府県	施設名	郵便番号	所在地	電話番号
神奈川県	神奈川県立こども医療センター　神経内科	〒232-8555	横浜市南区六ツ川2-138-4	045-711-2351
	横浜市立大学附属病院　神経内科	〒236-0004	横浜市金沢区福浦3-9	045-787-2725
	国立病院機構　横浜医療センター　神経内科	〒245-8575	横浜市戸塚区原宿3-60-2	045-851-2621
	昭和大学横浜市北部病院　内科	〒224-8503	横浜市都筑区茅ヶ崎中央35-1	045-949-7000
	帝京大学医学部附属溝口病院　神経内科	〒213-8507	川崎市高津区溝口3-8-3	044-844-3333
	聖マリアンナ医科大学病院　神経内科	〒216-8511	川崎市宮前区菅生2-16-1	044-977-8111
	国立病院機構　相模原病院　神経内科	〒252-0392	相模原市南区桜台18-1	042-742-8311
	北里大学病院　神経内科	〒252-0375	相模原市南区北里1-15-1	042-778-8136
	東海大学医学部付属病院　神経内科	〒259-1193	伊勢原市下糟屋143	0463-93-1121
新潟県	新潟県立はまぐみ小児療育センター　小児（神経）科	〒951-8121	新潟市中央区水道町1-5932	025-266-7033
	新潟市民病院　小児科	〒950-1197	新潟市中央区鐘木463-7	025-281-5151
	国立病院機構　西新潟中央病院　神経小児科	〒950-2085	新潟市西区真砂1-14-1	025-265-3171
	国立病院機構　新潟病院　神経内科	〒945-8585	柏崎市赤坂町3-52	0257-22-2126
	国立病院機構　新潟病院　内科（遺伝外来）	〒945-8585	柏崎市赤坂町3-52	0257-22-2126
	佐渡総合病院　小児科	〒952-1209	佐渡市千種161	0259-63-3121
富山県	富山県立中央病院　神経内科	〒930-8550	富山市西長江2-2-78	076-424-1531
	富山大学附属病院　小児科	〒930-0194	富山市杉谷2630	076-434-7313
	国立病院機構　富山病院　小児科	〒939-2692	富山市婦中町新町3145	076-469-2135
	国立病院機構　北陸病院　神経内科	〒939-1893	南砺市信末5963	0763-62-1340
石川県	国立病院機構　医王病院　小児科	〒920-0192	金沢市岩出町ニ73-1	076-258-1180
	国立病院機構　医王病院　神経内科	〒920-0192	金沢市岩出町ニ73-1	076-258-1180
	国立病院機構　金沢医療センター　神経内科	〒920-8650	金沢市下石引町1-1	076-262-4161
	金沢大学附属病院　小児科	〒920-8641	金沢市宝町13-1	076-265-2313
	金沢大学附属病院　神経内科	〒920-8641	金沢市宝町13-1	076-265-2292
	国立病院機構　石川病院　神経内科	〒922-0405	加賀市手塚町サ150	0761-74-0700
	金沢医科大学病院　小児科	〒920-0293	河北郡内灘町大学1-1	076-286-2211
	金沢医科大学病院　神経内科	〒920-0293	河北郡内灘町大学1-1	076-286-2211
福井県	福井大学医学部附属病院　遺伝診療部	〒910-1193	吉田郡永平寺町松岡下合月23-3	0776-61-3111
	福井大学医学部附属病院　小児科	〒910-1193	吉田郡永平寺町松岡下合月23-3	0776-61-3111
	福井大学医学部附属病院　神経内科	〒910-1193	吉田郡永平寺町松岡下合月23-3	0776-61-8351
山梨県	市立甲府病院　神経内科	〒400-0832	甲府市増坪町366	055-244-1111
	山梨県立あけぼの医療福祉センター　小児科	〒407-0046	韮崎市旭町上条南割3251-1	0551-22-6111
長野県	信州大学医学部附属病院　小児科	〒390-8621	松本市旭3-1-1	0263-37-2642

都道府県	施設名	郵便番号	所在地	電話番号
長野県	信州大学医学部附属病院　遺伝子診療部	〒390-8621	松本市旭3-1-1	0263-37-2673
	まつもと医療センター中信松本病院　小児科	〒399-0021	松本市大字寿豊丘811	0263-58-3121
	国立病院機構　小諸高原病院　小児科	〒384-8540	小諸市甲4598	0267-22-0870
	長野県立こども病院　神経小児科	〒399-8288	安曇野市豊科3100	0263-73-6700
岐阜県	岐阜大学医学部附属病院　小児科	〒501-1194	岐阜市柳戸1-1	058-230-6386
	岐阜大学医学部附属病院　神経内科・老年内科	〒501-1194	岐阜市柳戸1-1	058-230-6251
	国立病院機構　長良医療センター　神経小児科	〒502-8558	岐阜市長良1300-7	058-232-7755
静岡県	静岡県立総合病院　神経内科	〒420-8527	静岡市葵区北安東4-27-1	054-247-6111
	浜松医科大学医学部附属病院　小児科	〒431-3192	浜松市東区半田山1-20-1	053-435-2312
	浜松医科大学医学部附属病院　神経内科	〒431-3192	浜松市東区半田山1-20-1	053-435-2261
	聖隷三方原病院　小児神経科	〒433-8558	浜松市北区三方原町3453	053-436-1251
	国立病院機構　天竜病院　神経内科	〒434-8511	浜松市浜北区於呂4201-2	053-583-3111
	焼津市立総合病院　神経内科	〒425-8505	焼津市道原1000	054-623-3111
愛知県	名古屋第一赤十字病院　神経内科	〒453-8511	名古屋市中村区道下町3-35	052-481-5111
	名古屋大学医学部附属病院　小児科	〒466-8560	名古屋市昭和区鶴舞町65	052-741-2111
	名古屋大学医学部附属病院　神経内科	〒466-8560	名古屋市昭和区鶴舞町65	052-741-2111
	名古屋市立大学病院　小児科	〒467-8602	名古屋市瑞穂区瑞穂町字川澄1	052-851-5511
	豊橋市民病院　小児科	〒441-8570	豊橋市青竹町字八間西50	0532-33-6111
	藤田保健衛生大学病院　遺伝カウンセリング室	〒470-1192	豊明市沓掛町田楽ケ窪1-98	0562-93-2000
	愛知医科大学病院　神経内科	〒480-1195	長久手市岩作雁又1-1	0561-62-3311
三重県	三重大学医学部附属病院　小児科	〒514-8507	津市江戸橋2-174	059-232-1111
	国立病院機構　鈴鹿病院　神経内科	〒513-8501	鈴鹿市加佐登3-2-1	0593-78-1321
滋賀県	滋賀医科大学医学部附属病院　小児科	〒520-2192	大津市瀬田月輪町	077-548-2228
	滋賀県立小児保健医療センター　小児科	〒524-0022	守山市守山5-7-30	077-582-6200
	公立甲賀病院　内科	〒528-0014	甲賀市水口町鹿深3-39	0748-62-0234
	国立病院機構　紫香楽病院　神経内科	〒529-1803	甲賀市信楽町牧997	0748-83-0101
	国立病院機構　滋賀病院　神経内科	〒527-8505	東近江市五智町255	0748-22-3030
京都府	京都府立医科大学附属病院　神経内科	〒602-0841	京都市上京区河原町通広小路上ル梶井町465	075-275-5013
	京都大学医学部附属病院　小児科	〒606-8507	京都市左京区聖護院川原町54	075-751-4474
	京都大学医学部附属病院　神経内科	〒606-8507	京都市左京区聖護院川原町54	075-751-3768
	京都市立病院　小児科	〒604-8845	京都市中京区壬生東高田町1-2	075-311-5311
	国立病院機構　宇多野病院　小児神経科	〒616-8255	京都市右京区鳴滝音戸山町8	075-461-5121
	国立病院機構　京都医療センター　神経内科	〒612-8555	京都市伏見区深草向畑町1-1	075-641-9161

都道府県	施設名	郵便番号	所在地	電話番号
京都府	国立病院機構　舞鶴医療センター　小児科	〒625-8502	舞鶴市字行永2410	0773-62-2680
	国立病院機構　南京都病院　神経内科	〒610-0113	城陽市中芦原11	0774-52-0065
大阪府	大阪市立総合医療センター　小児神経内科	〒534-0021	大阪市都島区都島本通2-13-22	06-6929-1221
	近畿大学医学部堺病院　神経内科	〒590-0132	堺市南区原山台2-7-1	072-299-1120
	市立豊中病院　小児科	〒560-8565	豊中市柴原町4-14-1	06-6843-0101
	国立病院機構　刀根山病院　神経内科・小児神経内科	〒560-8552	豊中市刀根山5-1-1	06-6853-2001
	大阪大学医学部附属病院　遺伝子診療部	〒565-0871	吹田市山田丘2-15	06-6879-6558
	大阪大学医学部附属病院　神経内科・脳卒中科	〒565-0871	吹田市山田丘2-15	06-6879-3571
	大阪医科大学附属病院　神経内科	〒569-8686	高槻市大学町2-7	072-683-1221
	関西医科大学附属滝井病院　小児科	〒570-8507	守口市文園町10-15	06-6992-1001
	市立枚方市民病院　小児科	〒573-1013	枚方市禁野本町2-14-1	072-847-2821
	大阪府立母子保健総合医療センター　小児神経科	〒594-1101	和泉市室堂町840	0725-56-1220
	東大阪市療育センター診療所　小児科	〒577-0065	東大阪市高井田中1-5-16	06-6783-1425
兵庫県	神戸市立医療センター中央市民病院　神経内科	〒650-0047	神戸市中央区港島南町2-1-1	073-302-4321
	神戸大学医学部附属病院　遺伝子診療科	〒650-0017	神戸市中央区楠町7-5-2	078-382-6287
	神戸大学医学部附属病院　小児科	〒650-0017	神戸市中央区楠町7-5-2	078-382-6090
	神戸大学医学部附属病院　神経内科	〒650-0017	神戸市中央区楠町7-5-2	078-382-6286
	姫路赤十字病院　小児科	〒670-8540	姫路市下手野1-12-1	079-294-2251
	近畿中央病院　神経内科	〒664-8533	伊丹市車塚3-1	072-781-3712
	国立病院機構　兵庫中央病院　神経内科	〒669-1592	三田市大原1314	079-563-2121
奈良県	奈良県立医科大学附属病院　神経内科	〒634-8522	橿原市四条町840	0744-22-3051
和歌山県	和歌山県立医科大学附属病院　小児科	〒641-8510	和歌山市紀三井寺811-1	073-447-2300
	国立病院機構　和歌山病院　神経内科	〒644-0044	日高郡美浜町和田1138	0738-22-3256
鳥取県	国立病院機構　鳥取医療センター　神経内科	〒689-0203	鳥取市三津876	0857-59-1111
	鳥取県立総合療育センター　小児科	〒683-0004	米子市上福原7-13-3	0859-38-2155
島根県	島根大学医学部附属病院　小児科	〒693-8501	出雲市塩冶町89-1	0853-20-2220
	島根大学医学部附属病院　神経内科	〒693-8501	出雲市塩冶町89-1	0853-20-2195
岡山県	岡山大学病院　神経内科	〒700-8558	岡山市鹿田町2-5-1	086-235-7365
	国立病院機構　岡山医療センター　小児科	〒701-1192	岡山市北区田益1711-1	086-294-9911
	国立病院機構　岡山医療センター　神経内科	〒701-1192	岡山市北区田益1711-1	086-294-9911
	倉敷中央病院　遺伝診療部	〒710-8602	倉敷市美和1-1-1	086-422-0210
	倉敷中央病院　小児科	〒710-8602	倉敷市美和1-1-1	086-422-0210
	川崎医科大学附属病院　小児科	〒701-0192	倉敷市松島577	086-462-1111

都道府県	施設名	郵便番号	所在地	電話番号
岡山県	川崎医科大学附属病院　神経内科	〒701-0192	倉敷市松島577	086-462-1111
広島県	広島市立広島市民病院　小児科	〒730-8518	広島市中区基町7-33	082-221-2291
	広島市立広島市民病院　神経内科	〒730-8518	広島市中区基町7-33	082-221-2291
	国立病院機構　呉医療センター　小児科	〒737-0023	呉市青山町3-1	0823-22-3111
	国立病院機構　呉医療センター　神経内科	〒737-0023	呉市青山町3-1	0823-22-3111
	国立病院機構　広島西医療センター　小児科	〒739-0696	大竹市玖波4-1-1	0827-57-7151
	国立病院機構　広島西医療センター　神経内科	〒739-0696	大竹市玖波4-1-1	0827-57-7151
山口県	山口大学医学部附属病院　小児科	〒755-8505	宇部市南小串1-1-1	0836-22-2258
徳島県	徳島大学病院　神経内科	〒770-8503	徳島市蔵本町2-50-1	088-631-3111
	国立病院機構　徳島病院　小児科	〒776-8585	吉野川市鴨島町敷地1354	0883-24-2161
	国立病院機構　徳島病院　内科	〒776-8585	吉野川市鴨島町敷地1354	0883-24-2161
香川県	国立病院機構　香川小児病院　神経内科	〒765-8501	善通寺市善通寺町2603	0877-62-0885
	香川大学医学部附属病院　消化器・神経内科	〒761-0793	木田郡三木町池戸1750-1	087-891-2156
愛媛県	愛媛県立中央病院　神経内科	〒790-0024	松山市春日町83	089-947-1111
	愛媛大学医学部附属病院　臨床遺伝医療部	〒791-0295	東温市志津川	089-960-5851
	愛媛大学医学部附属病院　小児科	〒791-0295	東温市志津川	089-960-5320
	愛媛大学医学部附属病院　老年内科・神経内科	〒791-0295	東温市志津川	089-960-5851
高知県	高知大学医学部附属病院　小児科	〒783-8505	南国市岡豊町小蓮	088-880-2355
	高知大学医学部附属病院　老年病科・神経内科	〒783-8505	南国市岡豊町小蓮	088-880-2352
福岡県	産業医科大学病院　小児科	〒807-8555	北九州市八幡西区医生ヶ丘1-1	093-691-7254
	産業医科大学病院　神経内科	〒807-8555	北九州市八幡西区医生ヶ丘1-1	093-603-1611
	九州大学病院　小児科	〒812-8582	福岡市東区馬出3-1-1	092-642-5421
	九州大学病院　神経内科	〒812-8582	福岡市東区馬出3-1-1	092-642-5340
	福岡市立こども病院　小児神経科	〒810-0063	福岡市中央区唐人町2-5-1	092-713-3111
	福岡大学病院　小児科	〒814-0180	福岡市城南区七隈7-45-1	092-801-1011
	久留米大学病院　小児科	〒830-0011	久留米市旭町67	0942-31-7565
	福岡大学筑紫病院　小児科	〒818-8502	筑紫野市俗明院1-1-1	092-921-1011
長崎県	長崎大学病院　小児科	〒852-8501	長崎市坂本1-7-1	095-819-7298
	長崎大学病院　神経内科	〒852-8501	長崎市坂本1-7-1	095-819-7262
	佐世保共済病院　神経内科	〒857-8575	佐世保市島地町10-17	0956-22-5136
熊本県	熊本大学医学部附属病院　発達小児科	〒860-8556	熊本市本荘1-1-1	096-373-5197
	熊本大学医学部附属病院　神経内科	〒860-8556	熊本市本荘1-1-1	096-373-5893
	国立病院機構　熊本南病院　神経内科	〒869-0593	宇城市松橋町豊福2338	0964-32-0826

都道府県	施設名	郵便番号	所在地	電話番号
熊本県	国立病院機構　熊本再春荘病院　小児科	〒861-1196	合志市須屋2659	096-242-1000
	国立病院機構　熊本再春荘病院　神経内科	〒861-1196	合志市須屋2659	096-242-1000
大分県	国立病院機構　西別府病院　小児科	〒874-0840	別府市大字鶴見4548	0977-24-1221
	国立病院機構　西別府病院　神経内科	〒874-0840	別府市大字鶴見4548	0977-24-1221
	大分大学医学部附属病院　小児科	〒879-5593	由布市挾間町医大ヶ丘1-1	097-586-5833
	大分大学医学部附属病院　神経内科	〒879-5593	由布市挾間町医大ヶ丘1-1	097-586-5814
宮崎県	宮崎大学医学部附属病院　小児科	〒889-1692	宮崎市清武町木原5200	0985-85-1510
	宮崎県立こども療育センター　小児科	〒889-1601	宮崎市清武町木原4257-8	0985-85-6500
鹿児島県	鹿児島市立病院　小児科	〒892-8580	鹿児島市加治屋町20-17	099-224-2101
	鹿児島大学病院　神経内科	〒890-8520	鹿児島市桜ヶ丘8-35-1	099-275-5330
	国立病院機構　南九州病院　小児科	〒899-5293	姶良市加治木町木田1882	0995-62-2121
沖縄県	琉球大学医学部附属病院　小児科	〒903-0125	中頭郡西原町字上原207	098-895-3331
	沖縄県立南部医療センター・こども医療センター　小児神経科	〒901-1193	島尻郡南風原町字新川118-1	098-888-0123

SMA に関するホームページ

■脊髄性筋萎縮症の臨床実態の分析，遺伝子解析，
治療法開発の研究（研究代表者　齋藤加代子）　http://plaza.umin.ac.jp/~SMART/
■神経変性疾患に関する調査研究（研究代表者　中野今治）　http://plaza.umin.ac.jp/~neuro2/
■ SMA（脊髄性筋萎縮症）家族の会　http://www.sma.gr.jp/
■ Families of SMA　http://www.fsma.org/
■ The Jennifer Trust for Spinal Muscular Atrophy　http://www.jtsma.org.uk/
■ SMA Foundation　http://www.smafoundation.org/
■ Fight SMA　http://www.fightsma.org/
■ Families of SMA Canada　http://www.curesma.ca/
■ Spinal Muscular Atrophy Association of Australia　http://www.smaaustralia.org.au/
■ Project Cure SMA　http://www.projectcuresma.org/
■ THE SMA PROJECT　http://www.smaproject.org/
■ Muscular Dystrophy Association　http://www.mda.org/
■難病情報センター　http://www.nanbyou.or.jp/entry/135
■ NIH medlineplus　http://www.nlm.nih.gov/medlineplus/spinalmuscularatrophy.html
■ GeneTests　http://www.ncbi.nlm.nih.gov/books/NBK1352/

（伊藤万由里・梅野愛子）

索　引

和文

▶さ行

▶た行

▶な行

▶は行

▶ま行

▶や行

▶ら行

欧文

脊髄性筋萎縮症診療マニュアル

2012 年 5 月 21 日　第 1 版第 1 刷 ©
2014 年 2 月 20 日　第 1 版第 2 刷

編　　集　SMA 診療マニュアル編集委員会
編集責任者　齋藤加代子　SAITO, Kayoko
発 行 者　市井輝和
発 行 所　株式会社金芳堂
〒 606-8425　京都市左京区鹿ヶ谷西寺ノ前町 34 番地
振替　01030-1-15605
電話　075-751-1111(代)
http://www.kinpodo-pub.co.jp/
組　　版　株式会社データボックス
印　　刷　亜細亜印刷株式会社
製　　本　有限会社清水製本所

落丁，乱丁本は直接小社へお送りください．お取換え致します．

Printed in Japan
ISBN978-4-7653-1527-2